Statuskonferenz Psychokardiologie

Hg. Jochen Jordan, Benjamin Bardé, Andreas M. Zeiher

Die Bedeutung der Paarbeziehung für Genese und Verlauf der koronaren Herzkrankheit

Georg Titscher & Christine Schöppl

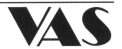

Die Deutsche Bibliothek – CIP-Einheitsaufnahme

Titscher, Georg & Schöppl, Christine:
Die Bedeutung der Paarbeziehung für Genese und Verlauf der koronaren Herzkrankheit / Georg Titscher & Christine Schöppl. – Frankfurt (Main): VAS, 2000
(Statuskonferenz Psychokardiologie, Band 1)
ISBN   3-88864-296-5

© **2000 VAS – Verlag für Akademische Schriften**

Herstellung und Vertrieb: VAS, Kurfürstenstraße 18, 60486 Frankfurt
Printed in Germany · ISBN 3-88864-296-5

Vorwort zur Expertise

Die Statuskonferenz Psychokardiologie wurde von den Herausgebern dieses Bandes initiiert. Im Dezember 1998 fand das Gründungstreffen statt, an dem 18 ExpertInnen teilnahmen.

Die zunächst unabhängig begonnenen Bemühungen der Formulierung wissenschaftlich begründeter Leitlinien (AWMF) innerhalb der medizinischen Disziplinen wurde 1999 mit dem Projekt der Statuskonferenz Psychokardiologie verbunden, indem das Deutsche Kollegium für Psychosomatische Medizin (DKPM) zwei Personen aus dem Kreis der Statuskonferenz (Jochen Jordan & Christoph Herrmann) zu Koordinatoren der Leitlinien ´Psychosomatische Kardiologie´ ernannte. Dies führte notwendig zu einer Vergrößerung des Kreises der teilnehmenden ExpertInnen auf derzeit 35 und zur Erweiterung der Themen der Statuskonferenz (vollständige Liste am Ende des Bandes).

Ziel des Vorhabens ist die Systematisierung und Evaluation der weltweiten Wissensbestände über psychosoziale Faktoren der Entstehung, des Verlaufs, der Rehabilitation und der Krankheitsverarbeitung kardiologischer Erkrankungen.

Die erarbeiteten Expertisen zu den o.g. Themen werden im Rahmen der Statuskonferenzen von allen beteiligten WissenschaftlerInnen intensiv diskutiert, evaluiert und nach zumTeil mehrmaliger Überarbeitung konsensuell verabschiedet. Dadurch wird ein außerordentlich hohes Niveau der Arbeiten garantiert. Auf diese Weise kann das systematische Wissen für die Weiterentwicklung der Gesundheitssysteme zur Verfügung gestellt werden und Relevanz im klinischen Alltag erlangen.

Die in diesem Prozeß entstandenen Arbeiten werden alle bis etwa Ende des Jahres 2002 in dieser eigens hierfür gegründeten Buchreihe im **Verlag für Akademische Schriften** erscheinen.

Außerdem sind wesentliche Aspekte des Gesamtprojekts auf einer Homepage des Projekts allgemein zugänglich:
http://cardio.arago.de
oder **http://www.Psychokardiologie.de**

Die hier veröffentlichte Expertise ist im Expertenkreis der "Statuskonferenz Psychokardiologie" nach eingehender Diskussion, darauf folgender Überarbeitung und erneuter Wiedervorlage im gemeinsamen Konsens als publikationsfähig verabschiedet worden.

Konsens soll dabei heißen, dass diese Expertise prinzipiell in ihrem Aufbau, in der Argumentationslogik und Methodik von den anwesenden ExpertInnen dahingehend akzeptiert wurde, dass sie eine solide Grundlage für den weiteren Forschungs- und Diskussionsprozess darstellt.

Dies impliziert selbstverständlich, dass unter den ExpertInnen Meinungsverschiedenheiten im Hinblick auf Bewertungen, Schlussfolgerungen und Details der Literaturdarstellung der vorliegenden Expertise existieren können.

Finanzielle Unterstützung

Das Projekt Statuskonferenz Psychokardiologie wäre ohne die Unterstützung der nachfolgend genannten Organisationen nicht möglich gewesen. An dieser Stelle wollen wir unseren Dank aussprechen:

Werner Reimers Stiftung, Bad Homburg

Deutsche Forschungsgemeinschaft (DFG), Bonn

Firma Arago, Institut für komplexes Datenmanagement, Frankfurt

Firma Pfizer, Karlsruhe

Das vorliegende Buch wurde außerdem durch einen Druckkostenzuschuß unterstützt:

Verein für kardiologische Forschung an der Herzstation des Hanusch-Krankenhauses

Teilnehmende Expertinnen und Experten

Herr Prof. Dr. B. **Badura**, Bielefeld
Herr Dr. B. **Bardé**, Frankfurt am Main
Herr Dr. J. **Barth**, Freiburg
Herr Prof. Dr. Dr. J. **Bengel**, Freiburg
Herr Prof. Dr. K. **Bös**, Karlsruhe
Herr Dr. H.G. **Budde**, Bad Münster a. St.
Herr Dr. U. **Buss**, Göttingen
Frau Dr. G. **Grande**, Bielefeld
Frau Dr. P. **Hank**, Trier
Herr PD Dr. C. **Herrmann**, Göttingen
Herr PD Dr. J. **Jordan**, Frankfurt a M
Herr Prof. Dr. B. **Klapp**, Berlin
Herr Dr. V. **Köllner**, Dresden
Herr PD Dr. Dr. V. **Kollenbaum**, Kiel
Herr PD Dr. K.H. **Ladwig**, München
Herr Dr. K. **Laederach-Hofmann**, Bern
Herr Prof. Dr. W.A. **Langewitz**, Basel
Herr Prof. Dr. W. **Langosch**, Krozingen

Herr Prof. Dr. F.A. **Muthny**, Münster
Herr Prof. Dr. M. **Myrtek**, Freiburg
Herr PD Dr. **Peimann**, Hamburg
Herr Dr. H. **Rittger,** Dresden
Herr Dr. M. **Rose**, Berlin
Herr Prof. Dr. **Rüddel**, Bad Kreuznach
Herr Dr. R. **Rugulies**, Düsseldorf
Herr Dr. H. **Schächinger**, Basel
Herr Prof. Dr. W. **Schlicht**, Tübingen
Herr Prof. Dr. P. **Schwenkmezger**, Trier
Frau Mag. C. **Schöppl**, Wien
Herr Prof. Dr. J. **Siegrist**, Düsseldorf
Herr Dr. K. **Sroka**, Hamburg
Herr Dr. G. **Titscher**, Wien
Herr Prof. Dr. H. **Weidemann**, Krozingen
Herr Prof. Dr. W.W. **Wittmann**, Mannheim
Herr Prof. Dr. A.M. **Zeiher**, Ffm

Inhaltsverzeichnis

1. Einleitung

Für den Menschen als soziales Wesen ist Partnerschaft ein wesentlicher Teil des Lebens und spielt daher auch bei Störungen der Lebensführung, bedingt durch chronische Krankheit, eine entscheidende Rolle. Die Krankheit selbst, die damit verbundenen Sorgen, Einschränkungen und Lebensveränderungen betreffen Patient und nahe Angehörige in beinahe gleichem Ausmaß. Dementsprechend umfassend sind die Zusammenhänge zwischen Partnerschaft und Krankheit.

Das Thema der Partnerschaft bei koronarer Herzkrankheit (KHK) erstreckt sich von der Genese bis zur Intervention, von der Epidemiologie bis zur psychodynamischen Studie fast auf alle Bereiche der Forschung. Entsprechend umfangreich ist die Literatur, die die Thematik berührt. Den unterschiedlichen Forschungsrichtungen, wie Epidemiologie, Soziologie, klinisch-empirische Forschung bis zur psychodynamischen Analyse, entsprechen die verschiedensten theoretischen Ansätze und Forschungsdesigns von prospektiven kontrollierten Multicenterstudien bis zu psychoanalytischen Einzelfalldarstellungen. Es ist daher nicht möglich und auch nicht sinnvoll, eine einheitliche Darstellung und Bewertung der einzelnen Forschungsergebnisse abzugeben.

Eine Schwierigkeit bei einer möglichst kompletten Erfassung und Darstellung der vorhandenen Forschungsresultate ist der Umstand, dass relativ wenige Untersuchungen ihren Schwerpunkt auf die Partnerschaft legen, d.h. die Beschäftigung damit aus dem Titel oder Abstract hervorgeht, dass aber eine Vielzahl von z.B. epidemiologischen Arbeiten Teilergebnisse liefert, die das Thema betreffen ohne dass es aus dem Titel, Abstract oder den Keywords ersichtlich ist.

In den ersten beiden Kapiteln zu den Forschungsbereichen und –ergebnissen befassen wir uns mit der Partnerschaft als Primär- und Sekundärprädiktor bei KHK. Im dritten Abschnitt steht die Frau des Koronarkranken im Mittelpunkt, in Kapitel vier wird die Paardynamik beschrieben, bevor die Interventionen mit Einbeziehung des Partners dargestellt werden. Ein eigenes Kapitel gilt der Partnerschaft der koronarkranken Frau, um die Bedeutung hervorzuheben und Unterschiede zur Partnerschaft von KHK-Männern verdeutlichen zu können.

Nicht berücksichtigt blieben Publikationen zur allgemeinen Paardynamik und Partnerproblematik bei psychosomatischen Störungen, die nicht die koronare Herzkrankheit betreffen.

2. Methodik

2.1. Literaturrecherche

Als wesentliche Quellen der Literatursuche dienten die psychologischen Datenbanken *PSYNDEX* und *PSYCLIT* sowie die medizinische Datenbank *MEDLINE* (auf Basis folgender Datenbanken: Pascal Bio Med, CC Search [R] 5 Sci. Ed., Medline [R] Advanced, Embase Datenbank und Serline on Silver Platter). Die Suche im Internet erfolgte mit der Webside: PubMed medline query. Die Expertise beruht auf dem Stand März 2000, sodass eine möglichst aktuelle Literaturrecherche als Grundlage vorausgesetzt werden kann. Dabei wurde auf sämtliche zur Verfügung stehende Jahrgänge zurückgegriffen. Berücksichtigt wurden verienbarungsgemäß Publikationen seit dem Jahr 1975, vereinzelt werden aber auch "klassische" Arbeiten älteren Datums zitiert (z.b. die "broken heart"-Studie).

Gesucht wurde mit den Wortstämmen "coronary heart disease", "coronary artery disease" und "myocardial infarction" in Kombination mit den Stichwörtern "spouses", "couples", "partner", "marriage", "wife", "husband", "relationship", "social isolation", "emotional support", "sexuality", "communication", "family", "overprotectiveness" und "attachement".

Ergänzend zur Computerrecherche wurde eine Handsuche in relevanten Büchern und Zeitschriften durchgeführt (z.B.: Heart & Mind; Leben mit dem Herzinfarkt; Jahrbuch der medizinischen Psychologie, Bd 1 Psychosoziale Kardiologie; Psychosomatic Medicine; Journal of Psychosomatic Research; PPmP; ...)

2.1.1. Medizinische Datenbanken

Um die Medlinesuche nachvollziehbar zu machen, werden die Ergebnisse hinsichtlich Anzahl der Nennungen, Doppelnennungen (= „doppelte Treffer", d.h. Nennungen, die bereits unter einem anderen Schlagwort aufgeschienen sind) und letztendlicher Auswahl nach Sichtung der Themenrelevanz tabellarisch dargestellt.

Die Medline-Suche ergab zu den Suchbegriffen „Coronary heart disease/Myocardial infarction and..." (vgl. o.g. Stichwörter) insgesamt 1017 Publikationen, wobei sich nach Abzug der Doppelnennungen und themenunspezifischen Veröffentlichungen insgesamt 129 themenrelevante Arbeiten zu diesen Stichwortkombinationen extrahieren ließen. Bei der überwiegenden Anzahl der Publikationen handelt es sich um rein somatisch orientierte Studien.

Datenbank MEDLINE			
Stichwörter: Coronary heart disease/ Myocardial infarction + ...	Anzahl der Nennungen	Doppelnennungen	Themenrelevante Auswahl
Spouses	141	29	50
Couples	16	4	3
Partner	41	18	19
Marriage	144	82	17
Wife	58	50	9
Husband	49	31	4
relationship and psych*	23	15	0
social isolation	38	3	1
emotional support	15	3	1
Sexuality	180	153	23
Communication	111	2	0
family and psych*	180	7	2
Overprotectiveness	0	0	0
Attachement	21	2	0
GESAMT	**1017**	**399**	**129**

2.1.2. Psychologische Datenbanken

2.1.2.1. Datenbank Psyclit

Die Psyclit-Suche ergab zu den Suchbegriffen „Coronary heart disease/Myocardial infarction and..." (vgl. o. g. Stichwörter) insgesamt 625 Publikationen. Nach Abzug der Doppelnennungen und der „falschen" Treffer verblieben 32 themenrelevante Arbeiten.

Datenbank	PSYCLIT		
Stichwörter: CHD/MI + ...	Anzahl der Nennungen	Doppelnennungen	Themenrelevante Auswahl
Spouses	45	22	10
Couples	15	12	2
Partner	9	7	1
Marriage	14	7	2
Wife	8	4	3
Husband	8	5	1
relationship and psych*	299	24	3
social isolation	15	2	1
emotional support	13	6	3
Sexuality	16	11	2
Communication	28	4	0
family and psych*	154	53	4
Overprotectiveness	1	0	0
Attachement	0	0	0
GESAMT	**625**	**157**	**32**

2.1.2.2. Datenbank Psyndex

Die Psyndex-Suche ergab zu den Suchbegriffen „Coronary heart disease/Myocardial infarction and..." (vgl. o.g. Stichwörter) insgesamt 72 Publikationen, wobei nach Abzug der Doppelnennungen und nicht zum Thema der Expertise passenden Publikationen 2 themenrelevante Arbeiten verblieben.

Datenbank	PSYNDEX		
Stichwörter: CHD/MI + ...	Anzahl der Nennungen	Doppelnennungen	Themenrelevante Auswahl
Spouses	4	3	1
Couples	2	1	0
Partner	8	6	0
Marriage	2	2	0
Wife	1	1	0
Husband	0	0	0
relationship and psych*	27	10	0
social isolation	0	0	0
emotional support	0	0	0
Sexuality	0	0	0
Communication	5	4	0
family and psych*	23	17	1
Overprotectiveness	0	0	0
Attachement	0	0	0
GESAMT	**72**	**44**	**2**

Insgesamt ergab die Datenbank-Recherche 163 themenrelevante Arbeiten.

Die Expertise enthält 195 Nennungen (Einige Quellen wurden themenspezifisch in mehreren Kapiteln genannt; einige Arbeiten erschlossen sich durch die Handsuche).

Die themenspezifischen Quellen wurden nach Autor, Quelle, wichtige Studienergebnisse und nach einer Beurteilung ihrer Studientypkriterien in tabellarischer Form im Kapitel 3.Forschungsbereiche und -ergebnisse, aufgelistet.

Gesamtübersicht der zitierten Publikationen pro Hauptkapitel

Kapitel	Anzahl der Arbeiten
3.1. Einfluss der Paarbeziehung auf die Genese der KHK	15
3.2. Bedeutung der Partnerschaft für die Krankheitsbewältigung und Prognose	16
3.3. Die Partnerin des Koronarkranken	55
3.4. Beziehungsaspekte der Partnerschaft Koronarkranker	61
3.5. Interventionen mit Einbeziehung der Partnerin	21
3.6. Partnerschaft bei koronarkranken Frauen	12

Auffallend war, dass im Kapitel 3.4.2. Sexualität ca. ¼ der Arbeiten aus „Nurses- Journals" (Journale für Pflegepersonal) stammten (6 von insg. 23 Arbeiten).

Übersicht zur Publikationsrecherche

Suchbegriff	Anzahl der Nennungen	Themenrelevante Auswahl
CHD+..... Spouses	86	22
Couples	19	2
Partner	15	3
Marriage	69	6
wife	9	2
Husband	21	3
Relationship	219	1
social isolation	47	2
emotional support	19	1
Sexuality	11	2
Communication	124	0
Family	261	4
Overprotectiveness	0	0
Attachement	19	0
MI +..... Spouses	103	39
Couples	17	4
Partner	44	17
Marriage	90	13
Wife	58	9
Husband	36	2
Relationship	127	2
social isolation	4	0
emotional support	7	3
Sexuality	186	23
Communication	18	0
Family	95	3
Overprotectiveness	1	0
Attachement	0	0
GESAMT	**1705**	**163**

2.2. Evidenzkriterien

Zur Klassifikation der Evidenz einer Studie wurden die Leitlinien von *G. Rudolf* und *W. Eich* (1999) herangezogen.
Dabei konnten die Arbeiten in den Kapiteln 3.1.-3.2. nach dem Design dieser Leitlinien im engeren Sinn klassifiziert werden, da es sich v.a. um epidemiologische Studien (Längs- und/oder Multicenterstudien) handelt.
Für die Kapitel 3.3.-3.6. ergab sich aufgrund der vorliegenden sehr unterschiedlichen Untersuchungsdesigns der Studien, die Notwendigkeit, eine Abwandlung der oben genannten Evidenzhierarchie nach Studientypen zu erarbeiten:

Evidenzhierarchie für die Kapitel 3.3.-3.6.:

Studientyp I (Evidenz hoch):
　　Prospektive Studien

Studientyp II (Evidenz mittel):
　　1: Retrospektive Längsschnittstudien.
　　a: mit Kontrollgruppendesign
　　b: ohne Kontrollgruppendesign
　　2: Retrospektive Querschnittstudien mit Kontrollgruppendesign
　　3: Retrospektive Querschnittstudien ohne Kontrollgruppendesign

Studientyp III (Evidenz niedrig):
　　Reviews, Erfahrungsberichte, Expertenmeinungen

3.   Forschungsbereiche und -ergebnisse

3.1.   Der Einfluss der Paarbeziehung auf die Genese der KHK

3.1.1.   Positive Primärprädiktoren – familiärer Rückhalt

Nach der Entwicklung des Risikofaktorenmodells für die Entstehung der koronaren Herzkrankheit begannen vor allem Epidemiologen der Frage nachzugehen, welche Bedingungen dazu führen, dass jemand nicht koronarkrank wird, welche Faktoren protektiv wirken können. Dabei wurden bald psychosoziale Gesichtspunkte mit berücksichtigt und das umfangreiche Gebiet der Social Support-Forschung eröffnet.

Aus der mittlerweile unübersehbaren Literatur zur sozialen Unterstützung ist im Zusammenhang mit der Partnerthematik der Bereich der familiären Unterstützung relevant. Es können hier nur Studien behandelt werden, die Partnerschaft als Primärprädiktor zum Schwerpunkt ihrer Fragestellung gewählt haben. Publikationen, in denen Partnerschaft nicht explizit behandelt wird bzw. Social Support im Allgemeinen untersucht wurde, werden in diesem und im Folgekapitel nicht berücksichtigt.

Bereits 1976 beschäftigten sich *Medalie & Goldbourt* im Rahmen der Israeli Ischemic Heart Disease Study mit der Fragestellung der psychosozialen Risikofaktoren und positiven Primärprädiktoren der koronaren Herzkrankheit. In einer über 5 Jahre angelegten prospektiven Studie an fast 10.000 gesunden Männern fanden sie, dass Männer, die in dem Gefühl leben, von ihrer Frau geliebt und unterstützt zu werden, signifikant seltener an KHK erkranken als solche, die dieses Gefühl nicht haben. Die Autoren erklären dieses Ergebnis damit, dass eine liebevolle emotional stützende Partnerschaft vor allem bei ängstlichen Personen angst- und stressreduzierend wirkt. (Bei hohem Angstlevel der Männer beträgt die Inzidenzrate an KHK 93/1000, bei einer Ehe mit emotional unterstützenden Frauen 52/1000).[*]

Viele Publikationen haben negative Zusammenhänge zwischen Mortalität und Ehe bei Männern belegen können. *Rosengren et al.* (1989) führten eine groß angelegte Primärpräventionsstudie an 7.495 schwedischen Männern über die Beziehung zwischen Ehestatus, Mortalität, Alkoholabusus und ökonomischen Problemen durch. Verheiratete hatten eine Mortalität von 9% gegenüber 20% bei den Geschiedenen. Dieser Unterschied blieb auch nach Einbeziehung der Risikofaktoren hochsignifikant. Der protektive Effekt der Ehe schien in niederen sozioökonomischen Klassen stärker ausgeprägt zu sein.

---

[*]   Zur besseren Lesbarkeit wird auf eine numerische Darstellung von Signifikanzen der Ergebnisse der einzelnen Studien im Text verzichtet, sie ist im Literaturüberblick am Ende des jeweiligen Kapitels nachzulesen.

Malcolm & Dobson (1989) kamen in einer prospektiven randomisierten kontrollierten Studie zum Ergebnis, dass Verheiratetsein mit geringerem Risiko, an KHK zu erkranken, verbunden ist. Dieses Ergebnis kann nicht nur erklärt werden durch Unterschiede bei Standardrisikofaktoren und Alter. Die Autoren interpretieren ihre Ergebnisse mit einem unterschiedlichen, nicht so koronargefährdenden Lebensstil der Verheirateten.

3.1.2. Negative Primärprädiktoren

3.1.2.1. Familiäre Probleme

In der schon oben zitierten Publikation von *Medalie & Goldbourt* (1976) wurden mehr als 100 Variable auf den Zusammenhang mit der Entwicklung einer KHK überprüft. Verwendet wurde der "weiche" Endpunkt der Angina Pectoris (allerdings nach WHO-Kriterien). Familiäre Probleme wiesen verglichen mit anderen psychosozialen Belastungen (z.b. Angst) den größten Zusammenhang mit dem Auftreten von KHK auf. Familiäre Probleme wurden mit einem Fragebogen (11 Fragen) erhoben, definiert als Konflikte mit Frau und/oder Kindern, Nichtbeachtung und Widerstand in der Familie und Fehlen von Zeichen der Zuneigung der Ehefrau.

3.1.2.2. Fehlende Partnerschaft

Bedeutet Ehe einen protektiven Faktor, so ergibt sich die Vermutung, dass fehlende Partnerschaft mit einem größeren Risiko für KHK einhergeht. Die 30 Jahre alte, sehr bekannt gewordene "broken heart"-Studie (*Parkes et al.*, 1969) konnte zeigen, dass die Mortalitätsrate an KHK bei Witwern im ersten Halbjahr nach dem Tod der Frau um 40 % höher liegt als die erwartete Todesrate bei vergleichbaren verheirateten Männern. Die größte Zunahme an Mortalität wurde bei KHK gefunden. Die Autoren kommen zu dem Schluss, dass die emotionale Wirkung der Witwerschaft mit ihren psychoendokrinen Folgen für die erhöhte Mortalität verantwortlich ist

Mendes de Leon et al. (1992) untersuchten die Zusammenhänge zwischen Nicht-Verheiratetsein und KHK-Risiko innerhalb der Kaunas Rotterdam Intervention Study (KRIS) an einer Stichprobe von 3365 gesunden Männer im Alter zwischen 45 und 59 Jahren über 10 Jahre. Sie unterschieden bei den Nicht-Verheirateten Nie-Verheiratete, Verwitwete und Geschiedene bzw. getrennt Lebende. Die Studie verwendete die "harten" Endpunkte Gesamtmortalität, tödliche und nichttödliche nachgewiesene Infarkte. Die Resultate bestätigen die Hypothese des erhöhten Risikos für Nicht-Verheiratet-Sein. Nicht verheiratete Männer hatten ein fast doppelt so hohes Risiko für Gesamt-Mortalität und ein sign. höheres Risiko für KHK-Tod als verheiratete. Dieses Ergebnis wurde nicht durch Einbeziehung anderer Risikofaktoren beeinflusst. Am höchsten war die KHK-Mortalität der Verwitweten und Alleinlebenden. Als mögliche Gründe für die gefundenen Unterschiede werden von den Autoren selektive Partnerwahl, unterschiedliche Lebensstile oder Gesundheitsgewohnheiten, sowie Unterschiede im Grad der sozialen Integration und Unterstützung angeführt.

Bei der erwähnten Studie von *Rosengren und Mitarbeitern* (1989), in der ein eindeutiger Zusammenhang zwischen tödlichem Ausgang eines Myokardinfarkts (MI) und dem Ehestatus nachgewiesen werden konnte, wurde auch die Inzidenz an nichttödlichem Infarkt in Abhängigkeit vom Ehestatus untersucht. Die Rate an nicht- tödlichem MI erwies sich nach einem 12 Jahres-Follow-up unabhängig vom Ehestand. KHK- Tod war häufiger bei Geschiedenen und Verwitweten (in univariater Analyse). Bei Berücksichtigung anderer Risikofaktoren (Rauchen, Alkohol und Einkommensklasse) ergab sich kein signifikanter Zusammenhang mehr.

Lindegard et al. (1985) führten eine Studie mit einer sehr großen Stichprobe (77.843 gesunde Männer) über 11 Jahre bezüglich des Zusammenhanges zwischen Ehestatus, Alkoholkonsum, und Spitalsaufnahme (wegen Diabetes, Schlaganfall, Hypertonie oder Myokardinfarkt) durch. Es zeigte sich, dass der Ehestand Einfluss auf die Wahrscheinlichkeit einer Spitalsaufnahme, besonders bei kardiovaskulären Erkrankungen, und auf das Mortalitätrisiko hat.
Die Wahrscheinlichkeit einer Spitalsaufnahme war für Geschiedene mehr als doppelt so hoch wie für Verheiratete. Für Nicht-Verheiratete war das Risiko gegenüber Verheirateten nur leicht erhöht. In der Untergruppe der Alkoholkranken hatte der Beziehungsstatus keinen Einfluss auf die Aufnahmeraten. Das Mortalitätsrisiko war für Geschiedene mehr als dreifach erhöht und für Nicht-Verheiratete ebenfalls gesteigert. Hinsichtlich der Erkrankungsprävalenz zeigte sich, dass verheiratete Nicht-Alkoholiker eher einen Myokardinfarkt als Diabetes mellitus oder Schlaganfall bekamen. Die Ursachen für letztere Ergebnisse werden von den Autoren wenig diskutiert und bleiben ungeklärt.
Die Autoren diskutieren die Abhängigkeit von anderen Risikofaktoren für KHK wie Gewicht oder Cholesterin. Unterschiedliche Lebensstile und damit verschiedene Risikokonstellationen von Verheirateten und Nicht-Verheirateten scheinen maßgeblich an diesen Ergebnissen beteiligt zu sein.

3.1.2.3. Standardrisikofaktoren und Ehestatus

Mehrere Studien beschreiben Zusammenhänge zwischen Ehestatus und Risikofaktoren. Geschiedene und verwitwete Männer rauchen häufiger als verheiratete (*Rosengren et al.*, 1989; *Mendes de Leon et al.*, 1992). Auch Alkoholabusus wurde bei diesen Gruppen häufiger gefunden während alleinlebende Männer den höchsten diastolischen Blutdruck aufweisen (*Mendes de Leon et al.*, 1992). Geschiedene haben öfters schweren Stress und sind weniger körperlich aktiv als verheiratete Männer (*Rosengren et al.*, 1989). Verheiratete haben höhere Cholesterin-Werte als Nicht-Verheiratete (*Mendes de Leon et al., 1992; Medalie & Goldbourt, 1976*). In einer weiteren Studie (*Gliksman, 1995*) haben unverheiratete Männer ein niedereres HDL-Cholesterin und allein lebende einen höheren systolischen Blutdruck als verheiratete. In dieser Untersuchung stand das Ausmaß an sozialer Unterstützung nicht in Verbindung mit kardiovaskulären Risikofaktoren bei Männern und Frauen.

Als Gründe für die geringer ausgeprägten Risikofaktoren bei verheirateten Männern werden weniger Stress (Rauchen, Alkohol) und Angleichung an das gesündere Essverhalten der Ehefrauen bzw. ungesündere und unregelmäßigere Essgewohnheiten der Alleinlebenden angeführt. Hinsichtlich des Zusammenhanges zwischen Eheleben und Gesamtcholesterinspiegel sind die Forschungsergebnisse noch widersprüchlich.

3.1.2.4. Bildungsgrad der Ehefrau

Eine Analyse der Partnerdaten der Framingham-Studie erbrachte Hinweise auf ein erhöhtes kardiales Risiko für Männer mit Frauen höherer Schulbildung. Männer, deren Frauen mehr als 13 Ausbildungsjahre hatten, hatten ein 2,6 fach erhöhtes KHK-Risiko im Vergleich zu Männern mit Frauen mit Grundschulausbildung. Männer mit Frauen mit "white-collar" jobs waren einem 3fach erhöhten Risiko koronarkrank zu werden ausgesetzt gegenüber Männern die mit Hausfrauen, "blue collar"-Arbeiterinnen oder Büroarbeiterinnen verheiratet waren; Diese Befunde waren unabhängig von Sozialstatus und Standardrisikofaktoren des Mannes. Weitere Erforschung dieser Zusammenhänge erbrachte, dass Frauen mit höherem Bildungsgrad, deren Männer eine KHK entwickelten, signifikant häufiger einen nichtunterstützenden Vorgesetzten und geringere Beförderungschancen hatten (*Haynes et al., 1983*). In Fortführung dieser Fragestellung gingen *Eaker et al.* (1983) der Beziehung zwischen Bildungsgrad und TAVM nach. Typ- A Männer in höheren Berufspositionen hatten ein erhöhtes KHK-Risiko und zwar unabhängig vom Ausbildungsgrad ihrer Partnerinnen. Während der Effekt des Verhaltenstyps von Männern in "blue-collar" Berufen auf die KHK-Entwicklung von den Charakteristika ihrer Partnerinnen beeinflusst wurde. Damit konnte erstmals gezeigt werden, dass psychosoziale Charakteristika von nahe stehenden Personen das koronare Risiko unabhängig von konventionellen Risikofaktoren erhöhen können.

Auch die WCG-Studie beschäftigte sich mit den Auswirkungen des Sozialstatus der Ehefrau auf das Auftreten der KHK beim Mann (*Carmelli, 1985*). Die Autoren schlagen in Abgrenzung zu den individuellen Risikofaktoren dafür den Terminus "cross-spouse risk factor" vor. Die Ergebnisse bestätigen im Wesentlichen die der Framingham-Studie: Typ-A Ehemänner besitzen ein höheres Risiko für die Entwicklung einer KHK, wenn sie mit höher gebildeten Frauen verheiratet sind (13 und mehr Jahre Schulbildung), mit Frauen verheiratet sind, die aktiver und dominanter sind (im Vergleich zu Ehefrauen von Männern ohne KHK). Andererseits scheinen Typ-B Männer, die mit Frauen höherer Schulbildung verheiratet sind, vor KHK geschützt zu sein. Ein Unterschied zur Framingham-Studie betrifft den Zusammenhang zwischen dem Beschäftigungsstatus der Frauen außerhalb des Hauses mit der KHK des Mannes. Es konnte hier keine signifikante Beziehung gefunden werden.

Von großem Interesse ist der signifikante Zusammenhang zwischen der negativen Selbsteinstufung von wahrgenommenen Fähigkeiten der Ehefrau und der KHK des Ehemannes, unabhängig von seinem individuellen Verhaltensmuster. In der Stichprobe der WCG-Studie tendieren Männer mit KHK zu Frauen, die soziale Aufsteiger sind und eine negative Sicht ihrer Fähigkeiten haben. Es scheint, dass die Einschätzung, die eine Frau von ihrer Leistung hat, entscheidender für das Stressniveau in der Ehe ist als ihr Bildungs- oder beruflicher Status. Die Evidenz interaktiver Effekte führte die Autoren zu dem Schluss, dass Aktivität und Dominanz das Selbstwertgefühl und Kontrollbedürfnis des Typ-A Mannes bedrohen und dadurch den Ehestress und die kardiovaskuläre Reagibilität steigern. Andererseits scheint für Typ-B Männer eine stabile hochgebildete Frau eine erstrebenswerte Partnerin zu sein, die zu einer nichtbedrohlichen Ehesituation führt und einen Schutzfaktor für die Entwicklung einer KHK darstellt.

Alle genannten Studien bezogen Angina Pectoris als koronares Ereignis ein. *Suarez & Barrett-Connor* (1984) überprüften die Bedeutung des unterschiedlichen Bildungsstandes anhand einer Kohorte von 1698 Paaren aus der Ober- und Mittelschicht (45-79 Jahre) über 9 Jahre mit dem Endpunkt des Koronartodes. Ein signifikanter Risikoanstieg der Gesamtmortalität und des ischämischen Herztodes wurde bei Männern mit Frauen höherer Bildung als sie selbst beobachtet im Vergleich zu statuskongruenten Paaren. Das höchste Risiko bestand für den am wenigsten gebildeten Mann mit der am meist gebildeten Frau. Diese Ergebnisse können nicht ausreichend durch Unterschiede im Alter, sozioökonomischen Status, Blutdruckwerten oder anderen Risikofaktoren erklärt werden. Die Autorinnen folgern, dass der Statusinkongruenz eine kausale Bedeutung bei tödlicher KHK zukommt.

Eine jüngere experimentelle Querschnittstudie untersuchte Mechanismen, die das erhöhte Risiko für Typ-A Männer erklären, die mit höher gebildeten Frauen verheiratet sind (*Frankish & Linden*, 1996). Die Gruppe der Männer mit höchstem Risiko (Typ-A Männer mit hochgebildeten Frauen) zeigten den höchsten diastolischen Blutdruck bei Baseline und größere diastolische Reaktivität auf die Laborstressaufgabe. Sie gaben auch die höchste Ärgertendenz als Eigenschaft und niedrigere Ärger- Kontrolltendenzen an.

Vor allem zwei Publikationen kommen zu entgegengesetzten Resultaten. *Strogatz et al.* (1988) untersuchten die Beziehung zwischen Bildungsstand der Frau und Risiko für Herzstillstand beim Mann anhand einer Stichprobe mit 133, 25-75 Jahre alten, männlichen Fall- und Kontrollpaaren ohne KHK-Anamnese. Sie kamen zu dem Ergebnis, dass Männer, deren Frauen mehr als 12 Jahre Schulbildung hatten, ein um 20 % verringertes Risiko für Herzstillstand hatten im Unterschied zu Männern mit Frauen geringeren Bildungsstandes. Die Autoren schließen nicht gemessene konfundierende Variablen nicht aus. Sie erklären die unterschiedlichen Ergebnisse mit einem zeitlichen Wandel in der Auswirkung und Bedeutung des AusBildungsstandes der Frau und möglichen verschiedenen Formen der KHK.

Auch die schon erwähnte WHO Kaunas Rotterdam Intervention Study (KRIS) beschäftigte sich mit Statusunterschieden (*Bosma et al.,* 1995). Sie fand ebenfalls signifikante Korrelationen zwischen dem Bildungsgrad der Ehefrau und dem Mortalitätsrisiko des Mannes, allerdings für Frauen mit niederer Schulbildung. Männer mit Frauen niedrigeren Bildungsstandes hatten ein erhöhtes Gesamt- und KHK- Mortalitätsrisiko (MI) und zwar unabhängig vom eigenen Bildungsstand. Die Prävalenz für Rauchen war bei jenen Männern erhöht, deren Frauen nur über Grundschulbildung verfügten. Dadurch wurde jedoch nur ein Teil der Beziehung zwischen weiblichem Bildungsstand und männlichem Mortalitätsrisiko (nach Berücksichtigung der koronaren Risikofaktoren) erklärt. Die Autoren schließen, dass der Bildungsstand der Partnerin einen unabhängigen Effekt auf das Mortalitätsrisiko beim Mann zu haben scheint. Widersprüchliche Resultate von Studien sind nach Meinung der Autoren nicht nur auf zeitlichen Wandel, sondern auch auf kulturelle und geographische Unterschiede zurückzuführen. Der Einfluss weiterer psychosozialer Faktoren, wie z.B. der Grad der emotionalen Unterstützung (in ev. Abhängigkeit vom Bildungsgrad der Frau) ging in die Studien nicht ein.

Zusammenfassung

Partnerschaft und KHK-Genese

Es besteht eindeutige Evidenz, bewiesen von Studien mit hohem Qualitätsniveau (EBM I-Kriterien), dass Ehe (für Männer) einen günstigen Einfluss auf die Gesundheit hat. Verheiratete Männer haben ein geringeres Risiko, an KHK zu erkranken als geschiedene oder verwitwete. Fehlende emotionale Unterstützung, sei es infolge einer konflikthaften Ehe, oder vor allem bei alleinlebenden Männern, erhöht das Risiko für einen kardiovaskulären Tod und mit großer Wahrscheinlichkeit für die Entstehung einer KHK. Lynch (1977) schreibt im Buch "The Broken Heart": *"Individuals who live alone – widows and widowers, divorced and single people – may be particularly vulnerable to stress and anxiety, because they continously lack the tranquilizing influence of human companionship during life's stresses."*

Diesen Forschungsergebnissen entspricht, dass Alleinlebende häufiger kardiale Standardrisikofaktoren haben als Verheiratete (für den Cholesterinspiegel ist diese Aussage fraglich). Als Gründe dafür werden geringere psychosoziale Belastungen und gesünderes Essverhalten verheirateter Personen gesehen.

Nicht ganz so eindeutig ist der Wissensstand bezüglich der Beziehung zwischen Auftreten der KHK beim Mann und des Bildungsstandes der Ehefrau ("cross-spouse risk factor"). Es gibt zwar ausreichende Beweise für einen Zusammenhang, doch scheint es zeitliche, soziale und kulturelle Unterschiede zu geben. Die meisten Studien belegen ein gesteigertes KHK-Risiko für Männer mit Frauen höherer Bildung als sie selbst. Weitere Untersuchungen, ohne dabei wie bisher vom TAVM auszugehen (s. Expertise: M. Myrtek: „Das Typ-A-Verhaltensmuster und Hostility als eigenständige Risikofaktoren der KHK"), wären wünschenswert.

3.1.3. Literaturüberblick zum Kapitel Einfluss der Partnerschaft auf die Genese der KHK

Die Literaturübersicht am Ende der jeweiligen Kapitel ist nach der Reihenfolge der Erwähnung im Text geordnet.

Autoren / Titel	Methodik / Ergebnisse	Kriterien
Rosengren A, Wedel H, Wilhelmsen L (1989) Marital status and mortality in middle-aged Swedish men. Am J Epidemiol 129/1:54-64	Kontrollierte Prospektive Studie an 7.495 gesunden Männern im mittleren Alter in Gothenburg zwischen 1970-1973. Teil d. Gothenburg Multifactor Primary Prevention Trial. (Registerdaten, Ko-Gruppe 10.000 M). *Untersucht wurde die Beziehung zwischen Ehestatus, Mortalität, Alkoholabusus u. ökonomischen Problemen. Erhoben wurden demographische Variablen und Risikofaktoren für KHK (z.B.: Ehestatus, BMI, Diabetes, Rauchen, Alkoholabusus,..) Follow-up nach 11.8 Jahren Cholesterin, BMI und Diabetes waren nicht assoziiert mit Ehestatus; Rauchen häufiger bei Witwern und Geschiedenen Nicht- tödlicher MI war unabhängig vom Ehestand nach 12a Follow-up KHK- Tod häufiger bei Nichtverheirateten in univariater Analyse, aber nicht wenn andere Risikofaktoren miteinbezogen wurden * Verheiratete hatten eine Mortalität von 9% gegenüber 20% bei den Geschiedenen. Dieser Unterschied blieb auch nach Einbeziehung der Risikofaktoren hochsignifikant.	EBM: I Kontrollierte Prospektive epidem. Langzeitstudie
Malcolm JA, Dobson AJ (1989) Marriage is associated with a lower risk of ischemic heart disease in men. Med J Aust 151/4:185-188	Prosp. random. kontroll. Studie an gesunden Männern. Ehe mit geringerem KHK-Risiko verbunden. Ergebnis kann nicht nur erklärt werden durch Rauchen, Alkohol, Krankheitsgeschichte u. Alter. Interpretation: unterschiedlicher Lebensstil d. Verheirateten.	EBM: I Prosp. random. kontroll epidem. Studie
Medalie JH, Goldbourt U (1976) Angina pectoris among 10.000 men. Am J Med 60:910-921	Prospektive Studie über 5a bei 10.000 gesunden Männern zur Rolle von Angst und schweren psychosozialen Problemen bei der Entwicklung einer KHK. (Teil der Israeli Ischemic Heart Disease Study) Koronare Endpunkte: Angina Pectoris (WHO-Standard), MI. Keine Änderung der Ergebnisse, ob MI allein oder auch AP berücksichtigt wird. Statistik: Uni- u. multivariate Analyse. Walker-Duncan-Methode Ergebnisse: Männer, die in dem Gefühl leben, von ihrer Frau geliebt und unterstützt zu werden, erkranken sign. seltener an KHK als solche, die dieses Gefühl nicht haben. Im Zusammenhang mit Angst wird die Inzidenzrate an KHK bei hohem Angstlevel durch emotional unterstützende Frauen von 93 auf 52/1000 gesenkt. Fam. Probleme weisen verglichen mit anderen psychosoz. Belastungen den größten Zusammenhang mit dem	EBM: I Prosp. epidem. Studie

	Auftreten von KHK auf. In univariater Analyse standard. Koeffizient für fam. Probleme 0,22 (für totalen psychosozialen Score 0,25).	
Parkes CM, Benjamin B, Fitzgerald RG (1969): **Broken heart: A statistical Study of increased mortality among widowers.** Br Med J 1:740-743	4.486 Witwer (Mindestalter 55 a) wurden 9 Jahre lang nach dem Tod der Frau hinsichtlich Mortalität beobachtet (Sterberegisterdaten). <u>Ergebnisse</u>: 213 verstarben im 1. Halbjahr. Die Mortalitätsrate lag bei Witwern im ersten Halbjahr nach dem Tod der Frau um 40 % höher als die erwartete Rate bei vergleichbaren verheirateten Männern. Die größte Zunahme an Mortalität wurde bei KHK gefunden. 22,5 % der Männer verstarben an der gleichen Krankheit wie ihre Frauen. Nach einem Jahr glich sich das Mortalitätsrisiko an das der Verheirateten an, vom 5. – 9. Jahr lag es sogar leicht unter dem der verheirateten Männer. Soziale Klassen spielten keine Rolle. Die Autoren kommen zu dem Schluss, dass die emotionale Wirkung der Witwerschaft mit ihren psychoendokrinen Folgen für die erhöhte Mortalität verantwortlich ist.	EBM: I
Mendes de Leon CF, Appels AWPM, Otten FWJ, Schouten EGW (1992) **Risk of mortality and coronary heart disease by marital status in middle-aged men in the Netherlands.** Int J Epidemiol 21/3:460-464	Prospektive epidemiologische Studie mit demographischer und medizinischer Datenerhebung. Teil d. Kaunas Rotterdam Intervention Study (KRIS). Zwischen 1972-74 wurde ein kardiovaskuläres Screening in einer stratifizierten Stichprobe von n=3365 gesunden Männern im mittleren Alter (45-59Jahre) in Rotterdam durchgeführt. 1982 erfolgte ein Follow-up, um die Beziehung zwischen Ehestatus, KHK und Mortalität nach Anpassung an die Kontrollvariablen zu überprüfen. <u>Endpunkte</u>: Gesamtmortalität, tödliche und nichttödliche MI. <u>Ergebnisse</u>: * Nicht verheiratete Männer hatten ein fast doppelt so hohes Risiko für All-Ursachen-Mortalität und ein sign. höheres Risiko für KHK-Tod (RR = 2.2) als verheiratete. Dieses Ergebnis wurde nicht durch Einbeziehung anderer RF beeinflusst. * Die koronare Mortalität der Verwitweten und Alleinlebenden war am höchsten * Nicht verheiratet zu sein erhöhte das Risiko für tödlichen u. nicht-tödlichen Reinfarkt (RR = 2.7; 95% CI: 1.1-6.3). Unter Einbeziehung anderer RF erhöhte sich das RR auf 3.6 (95% CI: 1.4-9.1). Dieser Risikoanstieg war auf den konfundierenden Effekt von Cholesterin zurückzuführen. Verheiratete hatten sign höhere Chol.-Werte als Nicht-Verheiratete. * Die Prävalenz von Rauchen und Alkoholabusus war unter den Witwern und geschiedenen Männern am höchsten, während alleinlebende Männer den höchsten diastolischen Blutdruck aufwiesen. * Mögliche Gründe für die gefundenen Unterschiede: selektive Partnerwahl, verschiedene Lebensstile oder Gesundheitsgewohnheiten, Unterschiede im Grad der sozialen Integration und Unterstützung.	EBM: I Prospektive epidem. Studie
Lindegard B, Langman MJS (1985) **Marital state, alcohol consump-**	Prosp. Studie an 77.843 gesunden Männern in Gothenburg (geb. 1911-40) bezüglich des Zusammenhanges zwischen Ehestatus, Alkoholkonsum, u. Spitalaufnahme wegen Diabetes, Schlaganfall, Hypertonie oder MI auf dem Hintergrund der Daten aus dem schwedi-	EBM: I Prosp. epidem. Studie

tion, and liability to myocardial infarction, stroke, diabetes mellitus, or hypertension in men from Gothenburg. Br Med J (Clin Res Ed) 291/6508:1529-1533	schen Personalnummernregister. * Die Wahrscheinlichkeit einer Spitalaufnahme war für Geschiedene mehr als doppelt so hoch wie für Verheiratete. Für Nicht-Verheiratete war das Risiko gegenüber Verheirateten nur leicht erhöht. * Das Mortalitätsrisiko war für Geschiedene mehr als dreifach erhöht und ebenfalls erhöht für Nicht-Verheiratete. * Bei Berücksichtigung jeder Untergruppe in Relation zur Total-Stichprobe zeigte sich, dass in der Gruppe der „Alkoholkranken" die Variable „Beziehungsstatus" keinen Einfluss auf die Aufnahmeraten bezüglich der vier verschiedenen Krankheiten hatte. Dagegen erlitten verheiratete „Nicht-Alkoholkranke" eher einen MI als Diabetes mellitus oder einen Schlaganfall im Unterschied zu geschiedenen oder unverheirateten Männern in der „Nicht-Alkohol" Gruppe.	
Gliksman MD, Lazarus R, Wilson A, Leeder SR (1995): Social support, marital status and living arrangement correlates of cardiovascular disease risk factors in the elderly. Soc Sci Med 40/6:811-814	Epidemiologische Punktuntersuchung von 225 Männern und 787 Frauen über 65 Jahre der Western Sydney Stroke in the Elderly Study. * Untersucht wurden Zusammenhänge zwischen Ehestatus, Lebensumständen, Witwenschaft, Soziale Unterstützung und Risikofaktoren für kardiovaskuläre Erkrankungen. * Unverheiratete Männer hatten die niedrigsten HDL-Chol. Spiegel (p = 0,042) * Alleinlebende Männer hatten die höchsten durchschnittlichen systolischen Blutdruckwerte (p = 0,02) * Die niedrigeren HDL-Cholesterin und höheren systolischen Blutdruckwerte bei Witwern waren nach Berichtigung der Differenzen hinsichtlich vorausgegangener Krankengeschichte und Bildung nicht mehr signifikant. * Soziale Unterstützung stand nicht in Verbindung mit kardiovaskulären Risikofaktoren bei Männern und Frauen. * Die Autoren schließen, dass einige der erhöhten Risiken für kardiovaskuläre Krankheiten in dieser Altersgruppe von primären kardiovaskulären Risikofaktoren verursacht sind.	EBM II
Lynch J (1977): The Broken Heart Basic Books, Inc., Publishers, New York.	Verlust oder drohender Verlust eines Partners erhöht die Mortalität an MI.	EBM: III
Haynes SG, Eaker ED, Feinleib M (1983) Spouse behavior and coronary heart disease in men: Prospective results from the Framingham Heart Study I. Concordance of risk factors and	In der prospektiven Framingham- Studie wurde die Beziehung zwischen sozialem Status, Verhaltenstypus und der Inzidenz von KHK bei Männern und ihren Frauen untersucht. Zwischen 1965 u. 67 unterzogen sich 269 Paare im Alter zwischen 45-64 Jahren einer psychosozialen Fragebogenuntersuchung. Diese Paare wurden 10 Jahre hinsichtlich der Entwicklung einer KHK verfolgt. * Männer haben ein höheres KHK-Inzidenz-Risiko, wenn ihre Ehepartnerinnen: -) ein höheres Ausbildungsniveau besitzen (13 Jahre	EBM: I Teil d. Framingham-Studie

the relationship of psychosocial status to coronary incidence. Am J Epidemiol 118/1:1-22	oder mehr Schulbildung) -) eine höhere berufliche Stellung besitzen (3x höheres Risiko) -) außerhalb des Hauses tätig sind -) einen nicht-unterstützenden Vorgesetzten bzw. geringere Beförderungschancen haben	
Eaker ED, Haynes SG, Feinleib M (1983) **Spouse behavior and coronary heart disease in men: Prospective results from the Framingham Heart Study II. Modification of risk in Type A husbands according to the social and psychological status of their wives.** Am J Epidemiol 118/1:23-41	* Stratifizierung der Typ-A und B-Männer hinsichtlich der sozialen und Persönlichkeitscharakteristika der Ehefrauen: Typ- A Männer hatten ein höheres KHK-Risiko als Typ- B Männer, wenn ihre Ehepartnerinnen -) 13 oder mehr Jahre Schulausbildung besitzen (RR = 2.5) -) außerhalb des Hauses tätig sind (RR = 3.5) * Stratifizierung der Ehepartner nach Typ- A/ Typ- B: Das höchste Risiko eine KHK zu entwickeln, hatten Typ- A Männer, die mit Typ- B Frauen verheiratet sind (25%). * Interaktionen zwischen Verhaltenstyp des Ehemannes und Bildungsgrad ihrer Partnerinnen: Typ- A Männer in höheren Berufspositionen hatten ein erhöhtes KHK-Risiko und zwar unabhängig vom Ausbildungsgrad ihrer Partnerinnen.Während der Effektdes Verhaltenstyps von Männern in "blue-collar" Berufen auf die KHK-Entwicklung von den Charakteristika ihrer Partnerinnen beeinflusst wurde. Die Ergebnisse sind als unabhängig von den erhobenen Standard- Koronarrisikofaktoren zu sehen. Erstmals konnte gezeigt werden, dass psychosoziale Charakteristika von nahe stehenden Personen das koronare Risiko unabhängig von konventionellen Risikofaktoren erhöhen können	EBM: I Teil d. Framingham-Studie
Carmelli D, Swan GE, Rosenman RH (1985) **The relationship between wives´social and psychological status and their husbands´coronary heart disease.** American Journal of Epidemiology 122:90-100	Kontrollierte, prospektive Familienstudie der Western Collaborative Study Zwischen 1970-1971 wurden auf freiwilliger Basis 130 Versuchs- und Kontroll- Familien in die Studie einbezogen. Um die Verhaltens- und psychosozialen Korrelate der familiären Komponente des Typ-A/Typ-B Verhaltens zu untersuchen, wurden die Männer nach ihrem Verhaltensmerkmal stratifiziert. Verfahren: sozioökon. Variable, somat.RF, California Psychological Inventory, Thurstone Temperament Schedule, strukt. Interview * Typ- A Ehemänner besitzen ein höheres Risiko für die Entwicklung einer KHK als Typ- B Männer, wenn sie: -) mit höher gebildeten Frauen verheiratet sind (13 und mehr Jahre Schulbildung). (Typ-A: OR = 3.6; Typ-B: OR=0,4; Chi-Quadrat=6,05; p< 0,01) -) mit Frauen verheiratet sind, die aktiver und dominanter sind (im Vergleich zu Ehefrauen von Männern ohne KHK) * Andererseits scheinen Typ- B Männer, die mit Frauen höherer Schulbildung, die sich selbstsicher geben verheiratet sind, vor KHK geschützt zu sein. * Der Beschäftigungsstatus der Frauen außerhalb des Hauses zeigt keine signifikante Beziehung mit der KHK des Mannes (OR = 1.3; CI=0,7-2,5)	EBM: I Teil d. WCG-Studie

	* Es gibt einen signifikanten Zusammenhang zwischen der neg. Selbsteinstufung hinsichtlich wahrgenommener Fähigkeiten der Ehefrauen und der KHK des Ehemannes (OR = 2.7; CI=1,2-5,9). Diese Beziehung ist unabhängig von seinem individuellen Verhaltensmuster.	
Suarez L, Barrett-Connor E (1984) **Is an educated wife hazardous to your health?** Am J Epidemiol 119/ 2:244-249	Prospektive Studie: Daten aus einer Kohorte von 1698 Paaren aus der Ober- und Mittelschicht (45-79 Jahre) die 9 Jahre verfolgt wurden. * im Unterschied zu anderen Studien mit positivem Zusammenhang zwischen Bildungshöhe der Frau und KHK- Risiko des Ehemannes, wurden keine Patienten mit Angina pectoris miteinbezogen. * Männer mit höher gebildeten Frauen -) sind älter -) haben einen niedrigeren sozioökonomischen Status -) zeigen höhere Blutdruckwerte * Männer mit Frauen höherer Bildung als sie selbst -) haben erhöhtes Risiko für All-Ursachen- Mortalität -) haben erhöhtes Risiko für ischämischen Herztod (p = <0,05). Das höchste Risiko besteht für den am wenigsten gebildeten Mann mit der am meist gebildeten Frau (RR=1.9; p= <0,05) und kann nicht ausreichend durch Unterschiede im Alter, sozioökonomischen Status, Blutdruckwerten oder anderen Risikofaktoren erklärt werden. Die Autorinnen folgern, dass die Ergebnisse auf eine kausale Rolle der Status- Inkongruenz hinweisen.	EBM: I Prosp. epidem. Studie
Frankish CJ, Linden W (1996) **Spouse-pair risk factors and cardiovascular reactivity.** Journal of Psychosomatic Research 40/1:37-51	Die experimentelle Querschnittstudie untersucht Mechanismen die das erhöhte Risiko für Typ-A Männer erklären, die mit höher gebildeten Frauen verheiratet sind. * 40 Paare zw. 30-64 Jahren (20 Typ-A und 20 Typ-B Männer, ermittelt aufgrund Selbstrating und kardiovaskulärer Reaktivität auf eine Laborstressaufgabe: mentale arithmetische Aufgabe und Diskussions-Provokations- Aufgabe) * Erhoben wurden demographische, psychologische (State-Trait-Anger-Scale; Anger Expression Scale; Dyadic Adjustment Scale für Ehezufriedenheit) und medizinische (Herzrate und Blutdruck) Daten. * Gruppenbildung hinsichtlich: Typ-A/Typ-B Männer/hochgebildete/niedriggebildete Partnerinnen. * Die Gruppe der Männer mit höchstem Risiko (Typ-A Männer mit hochgebildeten Frauen) zeigten den höchsten diastolischen Blutdruck bei Baseline und größere diastolische Reaktivität auf die Laborstressaufgabe (p = < 0.001). Sie gaben auch die höchste Ärgertendenz als Eigenschaft und niedrigere Ärger- Kontrolltendenzen an.	EBM: II Kontroll. Querschnittstudie
Strogatz DS, Siscovich DS, Weiß NS, Rennert G (1988) **Wife´s level of education and husbands risk of**	Fallkontrollstudie mit 133, 25-75 Jahre alten männlichen Fall-Kontrollpaaren ohne KHK-Anamnese. * Untersucht wurde die Beziehung zwischen Bildungsstand der Frau und Risiko für Herzstillstand beim Mann * Männer, deren Frauen mehr als 12 Jahre Schulbildung hatten, hatten ein 20%verringertes Risiko für Herzstillstand im Unterschied zu Männern mit Frauen	EBM: II

primary cardiac arrest. Am J Public Health 78/11:1491-1493	geringeren Bildungsstandes (95% CI = 0.5-1.3). * Die Autoren weisen darauf hin, dass sich die Ergebnisse dieser Untersuchung von anderen unterscheiden, die von positiven Beziehungen zwischen Bildungsstand der Ehefrau und KHK berichten.	
Bosma H, Appels A, Sturmans F, Grabauskas V, Gostautas A (1995) **Educational level of spouses and risk of mortality: The WHO Kaunas-Rotterdam Intervention Study (KRIS).** Int J Epidemiol 24:119-126	Prospektive epidemiologische Untersuchung: In einem 9.5 Jahre Follow-up der KRIS-Studie an 5817 Männern, die zwischen 1972 u. 74 hinsichtlich Risikofaktoren gescreent wurden, sollte erhoben werden, ob der Bildungsstand der Frauen mit dem KHK- Mortalitätsrisiko bei den Ehemännern verbunden ist. * Männer mit Frauen niedrigeren Bildungsstandes hatten ein erhöhtes Gesamt- und KHK- Mortalitätsrisiko (MI) und zwar unabhängig vom eigenen Bildungsstand des Mannes (62% in Kaunas, 134% in Rotterdam). * Die Prävalenz für Rauchen war bei jenen Männern erhöht, deren Frauen nur Grundschulbildung besaßen. Dadurch wurde jedoch nur ein Teil der Beziehung zwischen weiblichem Bildungsstand und männlichem Mortalitätsrisiko (nach Berücksichtigung der koronaren Risikofaktoren) erklärt. * Die Autoren schließen, dass der Bildungsstand der Partnerin einen unabhängigen Effekt auf das Mortalitätsrisiko beim Mann zu haben scheint.	EBM: I Prosp. epidem. Studie

3.2. Bedeutung der Partnerschaft für die Krankheitsbewältigung und Prognose

3.2.1. Positive Sekundärprädiktoren (Partnerschaftlicher Rückhalt)

Emotionale Unterstützung durch den Partner, der Rückhalt in einer funktionierenden (Ehe-) Beziehung wird als ein entscheidender Faktor für die erfolgreiche Bewältigung des Infarktgeschehens betrachtet.

Unabhängig von anderen Faktoren haben verheiratete Männer und Frauen eine höhere Spitals- u. 10-Jahres-Überlebensrate als nichtverheiratete. *Chandra et al.* (1983) konnten dies mittels einer prospektiven Multicenterstudie von 1401 PatientInnen nach akutem MI nachweisen. Ein 10-Jahres-follow-up erfolgte bei 888 PatientInnen (M = 645, F = 243). Die Spitalsmortalität nach akutem Infarkt betrug bei verheirateten Männern 19,7 %, bei unverheirateten dagegen 26,7 %. Bei verheirateten und unverheirateten Frauen 23,3 % versus 37,4 %. Auch nach 10 Jahren hatten sowohl Ehemänner als auch -frauen eine bessere Überlebensrate als unverheiratete.

Einige Studien zeigten die Abhängigkeit der psychosozialen Krankheitsanpassung von der Qualität der ehelichen Beziehung (*Brecht et al.*, 1994; *Yates*, 1995). Eine Fragebogenuntersuchung über Adaptationsmechanismen von 40 Erst-MI-PatientInnen (35 M, 5 F) nach Spitalentlassung und 3 Monate danach unternahm *Terry* (1992) in Australien. Sie fand, dass eine hohe Ehequalität mit geringeren Beschwerden des Infarktpatienten einhergeht, die Qualität der Ehe allerdings nicht mit Adaptationsprozessen korreliert. Die Autorin nimmt an, dass nicht die Qualität der Ehe entscheidend für gelungene Adaptation ist, sondern ob der Patient sozial isoliert ist oder nicht.

Invernizzi et al. (1991) beschreiben in einer Pilotstudie eine Korrelation zwischen hohem emotionalem Engagement und emotionaler Wärme naher Angehöriger mit niedrigen Angst- u. Depressionswerten und besserem Einjahresoutcome bei herz-operierten Patienten. Diese Publikation ist aber durch die Fallzahl (10 Patienten mit Herzklappen- u. Bypassoperation, d.h. nicht nur KHK-Patienten!) und vor allem die Patienteninhomogenität stark limitiert.

Ein bedeutendes Forschungsprojekt für das Thema Ehe und KHK ist die Oldenburger Longitudinalstudie (*Badura et al.*, 1987a, 1987b, 1988; *Waltz et al.*, 1986, 1988). Untersuchungsziel war es, den Einfluss sozialer, psychischer und somatischer Faktoren auf den Genesungsprozess nach MI zu erheben. Schwerpunktanalyse war der Zusammenhang zwischen sozialer Unterstützung und Krankheitsbewältigung. Im Rahmen dieser Expertise können nur die wesentlichsten Befunde in den einzelnen Kapiteln zusammengefasst werden. Darüberhinaus verweisen wir auf das umfassende Buch von *Badura et al.* (1987) "Leben mit dem Herzinfarkt". In dieser Studie wurden 1000 männliche Erst-MI-Patienten bis zum Alter von 60 Jahren über

4 ½ Jahre hinweg mehrfach befragt. Zusätzlich wurden Daten von den behandelnden ÄrztInnen und den (Ehe-) Partnerinnen erhoben.

Drei Mechanismen einer positiven Beeinflussung adaptiver Prozesse durch die Partnerschaft werden postuliert (*Waltz*, 1987): Begünstigung des Selbstbildmanagements ("self-image management"), die Begünstigung kognitiver Prozesse und "psychotherapeutische Hilfeleistungen", die innerhalb alltäglicher sozialer Prozesse stattfinden.

Personen, die während ihres Ehelebens gelernt haben, mit dem Partner ihre Probleme und Sorgen gemeinsam zu besprechen, verfügen über eine wichtige soziale Ressource, die Konfidantbeziehung (*Lowenthal & Haven*, 1969; zit. n. *Waltz*, 1987). Gemäß der Pufferthese der Stressforschung kann eine Konfidantbeziehung als Antistressor wirken. Das bedeutet, dass emotionale Zuwendung, die durch eine gefühlsmäßig enge Ehebeziehung bereitgestellt wird, die negativen psychischen Auswirkungen einer bedrohlichen Lebenssituation reduziert. So hatten die Patienten, die über gefühlsmäßige Zuwendung ihrer Partnerin berichteten, ein halbes Jahr nach MI deutlich weniger negative Affekte (Bradburn-Skala, - gibt die affektiven Komponenten der Lebensqualität wieder) als solche ohne partnerschaftlichen Support. Infarktkranke ohne Konfidantbeziehung wiesen häufiger eine depressive Stimmungslage auf, als Patienten, die das Gefühl haben, von der Partnerin geliebt zu werden und sich auf sie verlassen zu können. Das Erleben eines Herzinfarkts bedeutet für viele Betroffene eine Identitätskrise ("Egoinfarkt"). Zur Aufrechterhaltung und Wiedererlangung des Selbstwertgefühls sind Liebesressourcen besonders wichtig. Patienten, die im Krankenhaus erlebten, dass sie ihrer Frau sehr viel bedeuten oder ihre deutliche Zuneigung spürten, wiesen ein halbes Jahr später deutlich geringere Werte auf der negativen Dimension der Rosenberg-Skala auf (Gefühl der Wertlosigkeit).

Ehezufriedenheit war in der Oldenburger Studie mit der kognitiven Infarktbewältigung korreliert. Patienten, die mit der emotionalen Unterstützung ihrer Ehefrau unzufrieden waren, wiesen ein halbes Jahr nach MI höhere Skalenwerte auf der Krankheitsbelastungsskala auf, was bedeutet, dass für sie die Krankheit bedrohlicher und belastender war als für Patienten, die mit der Unterstützung ihrer Ehefrau zufrieden waren. Patienten mit emotional enger Partnerschaftsbindung konnten sich besser adaptieren und hatten weniger Konflikte.

Patienten, die im Krankenhaus ausreichenden sozialen Rückhalt bei ihrer Ehefrau hatten, wiesen eine eher positive seelische Grundstimmung auf im Vergleich mit anderen Patienten. Eine als adäquat wahrgenommene Unterstützung ging mit erhöhten Werten von globalen Indizes von Lebensqualität einher. Etwa zwei drittel der Patienten berichteten, von der Ehefrau moralisch unterstützt und aufgemuntert zu werden. Diese Personengruppe schien ein Jahr nach dem Infarkt im Vergleich zu anderen eine eher positive Stimmungslage aufzuweisen. Hohe Intimität zwischen den Partnern stellt eine adäquate soziale Unterstützung bereit. Je höher diese Intimität ausgeprägt ist, desto geringer ist die depressive Verstimmung der Patienten. (*Waltz*, 1987)

Die Oldenburger Longitudinalstudie legt eindrucksvolle Beweise der Wirkung partnerschaftlicher Unterstützung auf unterschiedliche Dimensionen der Krankheitsbewältigung nach Herzinfarkt vor.

Mayou (1984) fand ebenfalls, dass verheiratete Patienten sich rascher und vollständiger nach MI erholten als Nicht-Verheiratete. Auch Patienten, die sich mit der Erkrankung nicht abgefunden haben, erleben nach dem Rehabilitationsaufenthalt eine stärkere Bindung an die Familie. Die Familie wird als Hort des letzten Rückzugs generell positiv und unterstützend wahrgenommen (*Freidl et al.*, 1992).

Die Hypothese einer positiven Korrelation zwischen Partner-Unterstützung und Compliance als eine mögliche Begründung für die günstige Wirkung untersuchte *Hilbert* (1985) an 60 Paaren. Die Hypothese konnte nicht bestätigt werden. Allerdings lag der Infarkt des Mannes bis zu 17 Jahre zurück.

3.2.2. Negative Sekundärprädiktoren

3.2.2.1. Fehlende Partnerschaft

Anerkannte Studien belegen, dass soziale Isolation im Sinne eines Lebens ohne Partner die Lebenserwartung bei KHK-Patienten unabhängig von Standardrisikofaktoren oder dem Grad der kardialen Grunderkrankung verkürzt.

In einer Multicenterstudie fanden *Case et al.* (1992) bei über 1000 PatientInnen über einen Zeitraum von 4 Jahren Alleineleben als unabhängigen Risikofaktor für erneute cardiac events nach Infarkt.(relatives Risiko 1,54). Die Rate der erneuten kardialen Ereignisse (Reinfarkt bzw. Herztod) lag nach 6 Monaten bei den PatientInnen die allein lebten bei 15,8 und bei denen, die nicht alleine lebten bei 8,8%. Das erhöhte Risiko blieb auch in der folgenden Zeit unverändert. Alleineleben, nicht aber Scheidung erwies sich als unabhängiger Risikofaktor für neuerliche cardiac events. Diese Ergebnisse gelten für beide Geschlechter. (Leider ist der Publikation keine Geschlechtsverteilung der Ausgangsstichprobe zu entnehmen). Die für das erhöhte Risiko verantwortlichen Faktoren sind unbekannt, so verschiedene wie die Unmöglichkeit rascher Hilfe für Alleinlebende oder neurohumorale Reaktionen auf menschlichen Kontakt werden überlegt.

Das Mortalitätsrisiko in Abhängigkeit von ökonomischen und sozialen Bedingungen erforschten *Williams et al.* (1992) mit einem 15-Jahres Follow-up an 1368 überwiegend männlichen KHK-Patienten, die sich einer Koronarangiographie unterzogen. Unverheiratete Koronarkranke ohne andere Vertrauensperson hatten ein dreifach erhöhtes Mortalitätsrisiko innerhalb von 5 Jahren.

In der Studie von *Mendes de Leon* (1992) erhöhte nicht verheiratet zu sein das Risiko für tödlichen und nicht-tödlichen Reinfarkt. Unter Einbeziehung anderer

Risikofaktoren (RF) erhöhte sich das RR auf 3.6. Dieser Risikoanstieg war auf den konfundierenden Effekt von Cholesterin zurückzuführen. Keinen Unterschied in der Mortalitätsrate zwischen Verheirateten und Unverheirateten zeigte die Untersuchung von *Rankin-Esquer et al.* (1997). Allerdings muss hier die niedere Mortalitätsrate von 2 % bei einer Ausgangsstichprobe von 818 PatientInnen (651 Männer, 167 Frauen) in Betracht gezogen werden. Weitere Befunde dieser Publikation, basierend auf einem einjährigen Risikoreduktionsprogramm, betreffen Zusammenhänge zwischen Ehestatus und Risikofaktoren. Unverheiratete hatten eine signifikant höhere drop-out Rate, rauchten häufiger und tranken weniger Alkohol als Verheiratete (im Gegensatz zu anderen Untersuchungen). Geschiedene waren weniger bereit das Rauchen aufzugeben oder fingen mit dem Rauchen erst nach MI an. Verheiratete hatten nach 12 Monaten eher mit dem Rauchen aufgehört als Geschiedene oder Nicht-Verheiratete. Verheiratete und Unverheiratete hatten ähnliche Fettwerte und Ergometrieergebnisse.

3.2.2.2. Ehestress und Unzufriedenheit in der Ehe

Wie bereits erwähnt, ist Ehe nicht nur als positiver psychosozialer Faktor zu sehen. Es gibt genügend Belege dafür, dass eine unbefriedigende Partnerschaft schädigende Einflüsse auf den Gesundheitszustand haben kann.

In der Oldenburger Studie ging Ehestress von Männern nach einem Infarkt im Zusammenhang mit mangelndem Rückhalt in der Familie mit besonders starkem Gefühl der Wertlosigkeit einher, für sie war der Infarkt bedrohlicher und belastender. Männer, die mit der partnerschaftlichen Unterstützung unzufrieden waren, wiesen höhere Belastungswerte auf. Zusammenhänge zwischen Ehe(un)zufriedenheit und kognitive Infarktbewältigung zeigt die Tatsache, dass Patienten, die meinten "selbst nicht der Partner zu sein, der sie gerne sein möchten" hohe Werte in der Krankheitsbelastungsskala 1 Jahr nach MI aufwiesen (*Waltz*, 1987). Auch zu deutlich höheren Angstwerten nach MI trägt ein belastender Ehekontext bei (*Badura*, 1988; *Waltz*, 1988).

Auch *Mayou* (1984) wies chronische Eheschwierigkeiten als Prädiktor für einen schlechten psychosozialen outcome nach Infarkt nach.

Fehlen von Offenheit zum Partner konnte eine negative KHK-Entwicklung und häufigere Rehospitalisierung (als von Unverheirateten oder Verheirateten mit Offenheit) bei Männern nach MI vorhersagen (*Helgeson* 1991).

Chronische Familienprobleme dürften die Bewältigung der von der Krankheit ausgelösten Adaptationsprozesse in zweifacher Weise erschweren: 1) weil ein solcher Familienkontext geringe positive soziale Ressourcen zur Verfügung stellt und 2) weil das Individuum mit krankheitsbedingten Problemen und gleichzeitig mit chronischen interpersonellen Problemen fertig werden muss (*Waltz*, 1987).

3.2.2.3. Overprotectiveness

Einige wenige Untersuchungen legen den Verdacht nahe, dass ein überfürsorgliches Verhalten der Ehefrau negative Auswirkungen auf den Krankheitsverlauf koronarkranker Männer hat.

Clarke et al. (1996) untersuchten bei 52 Erst-Myokardinfarkt-Patienten ob Overprotectiveness einen Einfluss auf die Wiederherstellung nach Infarkt hat. Wahrgenommenes überfürsorgliches Verhalten korrelierte mit erhöhten Angst- und Depressionswerten, niedrigerer Lebensqualität und geringerer Ehezufriedenheit bei den Patienten. Keine Beziehung ergab sich zwischen überfürsorglichem Verhalten und Patientenvertrauen in ihre funktionellen Fähigkeiten bzw. kardialen Funktionen nach drei Monaten (Stichprobe mit sehr wenigen kardial limitierten Patienten). Die überfürsorglichen Frauen waren weniger optimistisch hinsichtlich der Genesung ihrer Ehemänner, ebenso wie die Patienten selbst, die sich als überfürsorglich betreut einstuften. Die Vermutung, dass die Frauen auf Hilflosigkeit und Angst mit Überfürsorglichkeit reagieren, konnte nicht bestätigt werden. Die Angst der Ehefrau korrelierte nicht mit der vom Mann wahrgenommenen Overprotectiveness. Für die Autoren ergeben sich die Fragen: Ist überfürsorgliches Verhalten ein Anxiolytikum? Welche anderen Gründe können zu einem solchen Verhalten führen? Da nicht das Verhalten an sich untersucht wurde, sondern die Wahrnehmung durch den Mann, ergibt sich die Frage, ob Verhaltensweisen und Wahrnehmung kongruent sind.

Overprotectiveness erwies sich in der oben angeführten Publikation von *Mayou* (1984) als der stärkste familiäre Prädiktor für schlechten psychosozialen outcome nach MI.

Zusammenfassung

Partnerschaft, Krankheitsbewältigung und Prognose

Es besteht kein Zweifel, dass emotionale Unterstützung durch den Partner einen wichtigen moderierenden Einfluss auf die Bewältigung der psychischen Krankheitsfolgen eines Infarktgeschehens ausübt. Die günstige Wirkung betrifft Angst, Depression, Selbstwertgefühl und Lebensqualität von Herzinfarktpatienten. Auch die höhere Überlebensrate von verheirateten Koronarkranken darf als weitgehend gesichert gelten. Diesbezügliche Studien halten den Anforderungen einer "evidence based medicine" stand.

Analog dazu gilt soziale Isolation, ein Leben ohne fixe Partnerschaft als unabhängiger Risikofaktor hinsichtlich neuerlicher kardialer Ereignisse, Mortalitätsrisiko und schlechteren psychosozialen Outcome.

Ehe kann aber nicht ausschließlich als positiver psychosozialer Faktor gesehen werden. Chronische Eheschwierigkeiten oder ein einengendes, überfürsorgliches Verhalten der Partnerin - das eine Ausdrucksmöglichkeit für Ehestress sein kann - erschweren die Anpassungsprozesse nach Infarkt.

Die Beantwortung der Frage, ob Alleineleben oder eine „schlechte" Partnerschaft ein höheres kardiales Risiko darstellt, würde umfangreiche Studien unter Einbeziehung zahlreicher konfundierender Variablen erfordern und bleibt vorläufig Spekulation.

Die zugrunde liegenden Mechanismen für die beschriebenen Forschungsergebnisse sind zurzeit noch nicht ausreichend geklärt. Auch inwieweit sie für koronarkranke Frauen gelten, wird diskutiert (s. Kapitel 3.6. Bedeutung der Partnerschaft für koronarkranke Frauen).

3.2.3. Literaturüberblick über das Kapitel Bedeutung der Partnerschaft für die Krankheitsbewältigung und Prognose

Autoren / Titel	Methodik / Ergebnisse	Kriterien
Chandra V, Szklo M, Goldberg R, Tonascia J (1983) **The impact of marital status on survival after an acute myocardial infarction: a population based study.** Am J Epidem 117/3:320-325	Prosp. Multicenterstudie zum Einfluss d. Ehestandes auf die Überlebensrate von 1401 Pat. nach akutem MI. 10a follow-up bei 888 Pat. (M=645, F=243) Spitalsmortalität bei verheirateten Männern 19,7%, bei unverh. 26,7% (P<0,05). Bei verh. u. unverh. Frauen 23,3% versus 37,4% (p<0,05). Auch nach 10 a hatten verh. Männer (p<0,0001) u. Frauen (p<0,025) eine bessere Überlebensrate als unverheiratete	EBM: I
Brecht ML, Dracup K, Moser DK, Riegel B (1994) **The relationship of marital quality and psychological adjustment to heart disease.** J Cardiovasc Nurs 9/1:74-85	Untersucht wurde die psychosoziale Anpassung von 198 KHK- Patienten (MI oder Herzoperation). *Im theoretischen Anpassungsmodell wurden untersucht: Qualität der Ehebeziehung; Dysphorie; Alter; Zeit seit dem kardialen Ereignis Datenerhebung bei Eintritt in die Studie und 3 Monate später, um die Stabilität der Beziehungen über die Zeit zu überprüfen. Testinstrumentarien: Spanier Dyadic Adjustment Scale; Multiple Affect Adjective Checklist; Psychosocial Adjustment to Illness Scale. Ergebnisse: * Positive psychosoziale Krankheitsanpassung ist abhängig von der Qualität der ehelichen Beziehung und der Dysphorie * Der Partner beeinflusst die Anpassung indirekt über den emotionalen Distress oder die Verstimmung des Patienten.	EBM: II
Yates BC (1995) **The relationship among social support and short- and longterm recovery outcomes in men with coronary heart disease.** Res Nurs Health 18/3:193-203	Untersucht wurde die Beziehung zwischen sozialer Unterstützung des Partners und eines helath care providers und dem psychischen und physischen Kurz- und Langzeitverlauf. *93 Patienten wurden 2 Monate (Kurzzeitverlauf) und 73 Patienten 1 Jahr nach dem kardialen Ereignis interviewt (Langzeitverlauf). * Zufriedenheit mit und mehr emotionale Unterstützung durch den Partner ging mit einer besseren psychischen Kurz- und Langzeitgenesung einher. * Größere Zufriedenheit mit der Unterstützung durch den health care provider ging mit besserer physischer Kurz- und Langzeitgenesung einher.	EBM: II
Terry DJ (1992) **Stress, coping and coping resources as correlates of adaptation in myocardial infarction patients.** Br J Clin Psychol 31/2:215-225	Longitudinalstudie (Fragebögen) über Adaptationsmechanismen an 40 Erst-MI-Pat. (35 M, 5 F, 34-69 a) nach Spitalsentlassung u. 3 Mo danach. Partnerbezogene Ergebnisse: Copingstrategien von Pat., die hohes Niveau von Ehequalität angeben, werden von den Partnern als effektiv eingeschätzt. hohe levels von Ehequalität gehen mit geringeren Beschwerden einher. Qualität d. Ehe nicht korreliert mit Adaptationsprozessen. Der Autor nimmt an, dass nicht die Qualität der Ehe entscheidend für gelungene Adaptation ist, sondern ob der Pat. sozial isoliert ist oder nicht.	EBM: II

Invernizzi G, Bressi C, Bertrando P, Passerini A, Giannelli A, Clerici M, Biglioli P, Cazzullo CL (1991) **Emotional profiles of families with a heart-operated patient: a pilot study.** Psychother Psychosom 55:1-8	Die Studie untersucht die emotionalen Haltungen der Angehörigen von 10 herzoperierten Patienten (6 Männer und 4 Frauen), 1 Jahr nach der Operation. *Patientenuntersuchung: Psychopathologie hinsichtlich Angst (STAI), Depression (HADS) und anderen psychopathologischen Symptomen (HRPD), neurologische und kardiologische Untersuchung zu drei Zeitpunkten innerhalb 12 Monate nach Studienbeginn. *Angehörigenuntersuchung: Camberwell Family Interview (CFI) - Tonbandaufnahme; Bewertung von zwei unabhängigen Ratern * Ein emotional hohes Überengagement der Angehörigen und emotionale Wärme korrelieren mit niedrigeren Angst- und Depressionswerten bei Patienten und einem besseren 12- Monateergebnis bezogen auf die medizinische Krankheitssituation.	EBM: II
Waltz M (1986) **Marital context and post-infarction quality of life: is it social support or something more?** Soc Sci Med 22/8:791-805	Untersuchungsziel der Oldenburger Longitudinalstudie ist es, den Einfluss sozialer, psychischer und somatischer Faktoren auf den Genesungsprozess nach MI zu erheben. Schwerpunktanalyse: Zusammenhang zwischen sozialer Unterstützung und Krankheitsbewältigung * 1000 männliche Erst-MI-Patienten wurden über 4 ½ Jahre hinweg mehrfach befragt. Zusätzlich wurden Daten von den behandelnden ÄrztInnen und den (Ehe-) Partnerinnen erhoben. Zugrunde liegend ist ein 2-Faktoren-Modell der Befindlichkeit, zur Untersuchung der 5-Jahres-Adaptation an einen Erst-MI Direkte und indirekte Effekte auf die 2 Dimensionen der Bradburn-Affect-Balance- Skala hatten die Faktoren: Ehestatus; emotionale Qualität der Partnerbeziehung und langanhaltende eheliche Stressoren sowie die Wahrnehmung einer effektiven Bewältigung der Probleme, die mit der Herzattacke verbunden waren. Unterschiede in der Selbstachtung und in persönlichen Kompetenzen wurden als Mediatoren für soziale Umwelt- und krankheitsbezogene Einflüsse gefunden. Das 2-Faktoren- Konzept des Wohlbefindens, dass sich mehr auf die Analyse positiver Adaptationsprozesse, als bisher übliche Untersuchungen auf der Basis theoretischer Stressmodelle, stützt, stellte sich als nützliches Konzept für zukünftige Arbeiten hinsichtlich LQ bei chronischer KH heraus. Instrumente zur Messung niedriger und hoher ehelicher Intimität wie auch Tests, die chronische eheliche Rollenspannungen erfassen, können verschiedene Anpassungswege an die KHK erklären.	EBM: I (Oldenburger Longitudinalstudie)
Waltz M, Badura B, Pfaff H, Schott T (1988) **Marriage and the psychological conse-**	Teil-Studie bei 400 männlichen kardialen Patienten und ihren Frauen, deren Daten 5Jahre gesammelt wurden. Untersucht wurde die Rolle der Patientenkognitionen bezüglich Gesundheitseinschätzung und eheli-	EBM: II (Oldenburger Longitudinalstudie)

quences of a heart attack: a longitudinal study of adaptation to chronic illness after 3 years. Soc Sci Med 27/2:149-158	che Faktoren hinsichtlich ihrer psychologischen Langzeitwirkung auf die Erkrankung. * Die negative Bewertung einer möglichen kardialen Gefährdung bzw. Beeinträchtigung ist der beste Prädiktor für Angst und Depression, 3-4 Jahre nach der Hospitalisation. * Paarkonflikte gehen einher mit negativen Kognitionen bezüglich Gesundheit und erhöhter Ängstlichkeit. * Hohe Intimität zwischen den Partnern stellt eine adäquate soziale Unterstützung bereit. * Je höher diese Intimität ausgeprägt ist, desto geringer ist die depressive Verstimmung der Patienten.	
Waltz M (1987) Bedeutung der Familie bei der Infarktbewältigung In: Badura B, Kaufhold G, Lehmann H, Pfaff H, Schott T, Waltz M: Leben mit dem Herzinfarkt. Eine sozialepidemiologische Studie Springer Berlin Heidelberg, 126-157.	Pat., die im Krankenhaus ausreichenden soz. Rückhalt bei ihrer Ehefrau hatten, wiesen eine eher pos. Seelische Grundstimmung auf im Vergleich mit anderen Pat.. Eine als adäquat wahrgenommene Unterstützung ging mit erhöhten Werten auf d. pos. Dimension der Bradburn-Scala (subjekt. Wohlbefinden, globale Indizes von Lebensqualität) einher (p=0,44; p<0,001). Etwa 2/3 d. Pat. berichten, von der Ehefrau moralisch unterstützt und aufgemuntert zu werden, diese Personengruppe schien 1 a nach MI im Vergleich zu anderen eine eher pos. Stimmungslage aufzuweisen. Patienten, die über gefühlsmäßige Zuwendung ihrer Partnerin berichteten hatten ½ Jahr nach MI deutlich weniger negative Affekte (Bradburn-Skala) als solche ohne partnerschaftlichen support. Infarktkranke ohne Konfidantbeziehung wiesen häufiger eine depressive Stimmungslage auf, als Patienten, die das Gefühl haben, von der Partnerin geliebt zu sein und sich auf sie verlassen zu können (γ = -0,29 bzw. –0,34; p < 0,001). Pat., die im Krankenhaus erlebten, dass sie ihrer Frau sehr viel bedeuten oder ihre deutliche Zuneigung spürten, wiesen ½ a später deutlich geringere Werte auf der negativen Dimension der Rosenberg-Skala auf (Gefühl der Wertlosigkeit; γ = -0,34 bzw -0,38; p < 0,001). Pat., die mit der emotionalen Unterstützung ihrer Ehefrau unzufrieden waren, wiesen ½ Jahr nach MI höhere Skalenwerte auf der Krankheitsbelastungsskala auf, was bedeutet, dass für sie die Krankheit bedrohlicher und belastender war als für zufriedene Pat. (γ = 0,24; p < 0,01). Männer, die mit der Unterstützung unzufrieden waren, wiesen höhere Belastungswerte auf; Patienten mit emotional enger Partnerschaftsbindung werden mit dem Infarkt besser fertig und haben weniger Konflikte.	EBM: II (Oldenburger Longitudinalstudie
Mayou R (1984) Prediction of emotional and social outcome after a heart attack.	Daten von 2 prospektiven Studien zur Erholung nach MI (n = 129 u. 100 Männer) über Prädiktoren für psychischen u. sozialen outcome bis zu 18 Mo nach MI. Instrumente: halbstrukturiertes Interview (Pat. u.	Studientyp: I

J Psychosom Res 28/1:17-25	Partner), Standard Psychiatric Interview, General Health Questionnaire Statistik: Multiple Regresionsanalyse Eine Voraussage des emotionalen und sozialen Befindens nach einer Herzattacke aufgrund der Informationserhebung während der Hospitalisierung war nicht erreichbar. Der prädiktive Faktor erhöhte sich erheblich bei Hinzuziehung von Daten, die während der frühen Rekonvaleszenz (3 Monate danach) erhoben wurden. Partnerbezogene Ergebnisse: Verh. Pat. erholten sich rascher und vollständiger nach MI [protectiveness – mental state: Spearman corr.coeff.=0,17]. * Der stärkste fam. Prädiktor für schlechten psychosoz. outcome war overprotectiveness. * Chron. Eheschwierigkeiten waren ebenfalls ein Prädiktor für schlechten outcome.	
Freidl W, Egger J, Schratter J (1992) Gesundheitspsychologische Behandlung und soziale Unterstützung in der Herzinfarkt-Rehabilitation. Prax Psychother Psychosom 37:157-163	107 unselektierte MI-Patienten (95 Männer und 12 Frauen; Durchschnittsalter: 52,5 Jahre) wurden 1. nach Ende der Rehabilitation und 2. Ein Jahr nach Spitalsentlassung hinsichtlich des erlebten sozialen Rückhalts und Aspekten der gesundheitspsychologischen Rehabilitation untersucht. Subgruppen: mit KH abgefunden/nicht abgefunden *Untersuchungsinstrumente: Eigens konstruierter Fragebogen, der internistische, psychologische und demographische Parameter abdeckt und psychologischer Screeningbogen für MI-Pat. von Langosch. * Patienten, die sich mit der Erkrankung nicht abgefunden hatten: -) litten unter Todesangst -) verspürten vermehrt Schmerzen -) waren emotional reaktiver -) erlebten nach dem Rehab-Aufenthalt eine stärkere Bindung an die Familie- Familie als Hort des letzten Rückzugs positiv und unterstützend wahrgenommen.	EBM: II
Hilbert GA (1985) Spouse support and myocardial infarction patient compliance. Nurs Res 34/4:217-20	Interviews mit 60 Paaren (38-73a, M=56a, Ehedauer 12-50a, M=30a) mindest 3 Mo nach MI d. Mannes. Hypothese eines pos. Zusammenhangs zw. Partner-Unterstützung u. Compliance. Instrumente: Compliance Questionnaire (CQ), Spouse Support Questionnaire (SSQ) für diese Studie entwickelt. *Hypothese konnte nicht bestätigt werden. Compliance war auch nicht abhängig von demographischen und Krankheitsvariablen.*	EBM: II
Case RB, Moss AJ, Case N, McDermott M, Eberly (1992) **Living alone after myocardial infarction - Impact on progno-**	1234 männl. u. weibl. Post-MI-Pat. zw. 25 und 75 Jahrem wurden 4 Jahre nachverfolgt (Plazebogruppe) *Untersucht wurde, ob „Alleinleben" ein Prädiktor für erneute kardiale Ereignisse ist. (Endpunkt MI)	EBM I Prospektive Multicenter Studie; Teil einer dop-

sis. JAMA January 267/4:515-519{HS}	Ergebnisse: *Alleinleben ist ein unabhängiger Risikofaktor für erneute Ereignisse nach Infarkt.(relatives Risiko 1,54; p < 0,03) *Die Rate der erneuten kardialen Ereignisse lag nach 6 Monaten bei den Patienten die allein lebten bei 15,8 und bei denen, die nicht alleine lebten bei 8,8% *das erhöhte Risiko blieb auch in der folgenden Zeit unverändert *Scheidung ist kein unabhängiger Risikofaktor *Alleinleben, aber nicht Scheidung ist ein unabhängiger Risikofaktor für neuerliche cardiac events. Diese Ergebnisse gelten für beide Geschlechter.	pelblinden-randomi-sierten Medika-menten Studie (Diltiazem Post-Infarction Trial)
Williams RB, Barefoot JC, Califf RM, Haney TL, Saunders WB, Pryor DB, Hlatky MA, Siegler IC, Mark DB (1992) **Prognostic importance of social and economic resources among medically treated patients with angiographically documented coronary artery disease.** JAMA 267/4:520-524	Kohortenstudie von 1368 Patienten (82% männlich; (Alter: M=52 Jahre) die sich zwischen 1974-1980 einer Koronarangiographie unterzogen; Follow-up-Messung: 1989. * Patienten mit jährlichem Haushaltseinkommen von 40.000 $ oder mehr hatten höhere 5-Jahres-Überlebensraten als Patienten mit 10.000 $ oder weniger. * Unverheiratete ohne andere Vertrauensperson hatten ein dreifach erhöhtes Mortalitätsrisiko innerhalb von 5 Jahren (Überlebensrate 0,5 gegenüber Verh. 0,82; hazard ratio 3,34; 95% CI 1,84 – 6,20; p < 0,001) * Bei medizinisch behandelten Personen mit KHK stellen niedrige soziale und ökonomische Ressourcen ein hohes Risiko dar.	EBM: II
Rankin-Esquer LA, Miller NH, Myers D, Taylor C (1997) **Marital status and outcome in patients with coronary heart disease.** J Clin Psychol in Med Settings 4/4:417-435	Untersucht wurde die Beziehung zwischen Ehestand und KH-Progredienz anhand 818 Post-MI-, ACBP- u. PTCA-Pat. (651 M, 167 F; Durchschnittsalter:58,2 Jahre), die ein 12-monatiges "nurse-managed home-based multifactorial risk reduction Programm" (MULTIFIT) absolviert hatten. * Untersuchungsinstrumente: Monatliche telefonische Befragungen zu Stimmung und Coping Ergebnisse: * Unverheiratete... -) beenden das Programm weniger wahrscheinlich [χ^2 (1) = 5,0; p<0,05] -) rauchen zu Beginn eher [χ^2 (1) = 5,6; p<0,0] -) trinken weniger Alkohol als Verheiratete. Nach 12 Monaten: Verheiratete -) hörten eher mit dem Rauchen auf Verheiratete und Unverheiratete... -) zeigten ähnliche Fettwerte und Ergometrieergebnisse * Am meisten rauchen Geschiedene und Getrennte * Geschiedene waren weniger bereit das Rauchen aufzugeben und fingen am ehesten mit dem Rauchen nach MI an. * Kein Unterschied in der Mortalitätsrate der Verheirateten und Unverheirateten (ger. Mortalitätsrate 2%!)	EBM: II
Helgeson VS (1991) **The effects of mascu-**	Interviews mit 90 MI-Patienten kurz vor Spitalsentlassung hinsichtlich der Erhebung der Faktoren:	EBM: II

linity and social support on recovery from myocardial infarction. Psychosom Med 53/6:621-633	Maskulintät/Feminität und soziale Unterstützung. *Katamnese: 1 Jahr nach MI zur Erhebung von: Rehospitalisation und/oder Tod; Post-MI Brustschmerz und wahrgenommene Gesundheit. *Nach Kontrolle hinsichtlich traditioneller Risikofaktoren, Schwere des MI und psychischem Distress war Fehlen von Offenheit zum Partner ein Prädiktor für eine negative KH-Entwicklung. * Männer, die zur Partnerin offen waren, wurden seltener hospitalisiert als Frauen mit Offeneit gegenüber dem Partner * Verheiratete mit geringerer Offenheit wurden häufiger rehospitalisiert als Unverheiratete als auch Verheiratete mit Offenheit. * Maskulinität ging mit schwerer Post-MI-Angina einher, aber nicht mit Rehospitalisation.	
Clarke DE, Walker JR, Cuddy TE (1996) **The role of perceived overprotectiveness in recovery 3 months after myocardial infarction.** J Cardiopulm Rehabil 16/6:372-377	Es wurde untersucht, ob überfürsorgliches Verhalten der Partnerinnen von MI-Pat. (52 M mit Erst-MI) einen negativen Effekt auf deren Genesung hat. Erhebungszeitpunkte: 1. im Spital; 2 u. 3 Mo nach MI Untersuchungsinstrumente: Schwesterninterview der Patienten hinsichtlich emotionalem Distress (Schwesternrating auf einer Skala von 1-10); Pat. und Partner: APGAR; Selbsteinstufung hinsichtlich Funktionsniveau; Zung Depressions und Angst-Skala; Psychosocial Adaption to illness scale; Influential relationship questionnaire zur Einstufung des wahrgenommenen überfürsorglichen Verhaltens Ergebnisse: * Wahrgenommenes überfürsorgliches Verhalten korrelierte mit erhöhten Angst- und Depressionswerten und niedrigerer Lebensqualität bei den Patienten. * Keine Beziehung ergab sich zw. überfürsorglichem Verhalten und funktionellen Fähigkeiten bzw. kardialen Funktionen nach drei Monaten. * Die überfürsorglichen Frauen waren weniger optimistisch hinsichtlich der Genesung ihrer Ehemänner, ebenso wie Patienten selbst, die sich als überfürsorglich einstuften.	EBM: II

3.3. Die Partnerin des Koronarkranken

Wie in der Einleitung erwähnt, lag der Schwerpunkt der Forschungen zur Partnerschaft lange Zeit bei koronarkranken Männern und ihren Ehefrauen. Deshalb gilt der Partnerin ein eigenes Kapitel, wobei hier vor allem Reaktionen auf den Infarkt des Mannes beschrieben werden. Beziehungsaspekte, die die Partnerin betreffen, werden im Abschnitt zur Paardynamik besprochen.

3.3.1. Bio-psycho-soziale Belastungen

Aus den vorigen Kapiteln geht schon hervor, dass das Ereignis eines Myokardinfarkts auch für die Partner der Betroffenen eine erhebliche emotionale und soziale Belastung darstellt. Eine Belastung, die beinahe der des Erkrankten gleichkommt und auch zu körperlichen Störungen führen kann. Die Ehepartner sind in mehrfacher Hinsicht gefordert. Sie müssen mit dem Schock der plötzlichen lebensbedrohlichen Krankheit des Partners fertig werden, mit den Ängsten um das Überleben und vor dem Reinfarkt, der Unsicherheit um die gesundheitliche Wiederherstellung, mit existenziellen, sozialen, familiären und partnerschaftlichen Problemen (*Bedswoth & Molen*, 1982; *Keeling & Dennison*, 1995; *Theobald*, 1997; *Daly et al.*, 1998). Die Literatur zu diesem Themenkomplex ist relativ ausführlich und einheitlich.

Skelton & Dominion veröffentlichten 1973 die bis heute vielzitierte Arbeit zu dieser Thematik über eine Untersuchung an 65 Frauen von MI-Patienten. Sie führten Interviews vor Spitalsentlassung des Mannes, 3, 6 und 12 Mo danach. Während der Spitalsphase dominierten Panik, Erstarrung, Gefühle der Irrealität, Verlustängste und eine Tendenz zu Schuldgefühlen und Selbstanklage. 78% der Partnerinnen gaben Schlafstörungen an, 55% Appetitstörungen, 43% Angst und Depression, 20% erhielten Psychopharmaka, 26% berichteten über neu aufgetretene körperliche Beschwerden (Kopfschmerzen, gastrointestinale Symptome, Palpitationen, Thoraxschmerzen)
Die Zeit der Rekonvaleszenz (die ersten 3 Monate) wurde von 38% der Frauen als besonders belastend empfunden. Die psychische Belastung glich der der Patienten. 3 Monate nach Spitalsentlassung des Mannes litten noch 25% der Frauen unter generalisierter Angst, Depression, Anspannung und Schlafstörungen. Deutlich wurde auch die Neigung zu Overprotectiveness und Schuldgefühlen.
Die Autoren finden unterschiedliche Qualitäten der Anpassung an den Infarkt des Mannes: Nach 1 Jahr geben 40 % der Frauen an, dass ihre Stimmung, Verhalten und Reaktionen zum Zustand vor dem MI zurückgekehrt sind *(Befriedigende Anpassung)*. 35 % meinen, die Veränderungen ihrer Gefühle und des Lebensstils würden anhalten, Angst und Sorge um den Gesundheitszustand des Mannes sind schwächer, bestehen aber weiter *(Akzeptable Anpassung)*. Immerhin 25 % der Frauen zeigen weiterhin ernste emotionale Störungen, Depression

Angst und Schlafstörungen (*Schlechte Anpassung*). Von diesen Frauen waren 5 Männer verstorben.

Mehrere Arbeiten über Folgen eines Infarkts für die Ehefrau des Patienten publizierte *Mayou* (1976, 1978 a,b, 1979). Die Frauen litten unter anhaltenden psychischen Symptomen, Angst, Unsicherheit, depressiver Verstimmung und Nervosität. Die Krankheit des Mannes zeigte Effekte auf ihre eigene Arbeit, auf ihre sozialen und Freizeitaktivitäten und auf Ehe und Familienleben. Sie führte zu einer ähnlichen psychosozialen Beeinträchtigung wie beim Ehemann. 2 Monate nach MI des Mannes berichteten 34 % der Frauen über schwere Anspannung und 19 % hatten Zeichen einer Depression. Nach einem Jahr waren die Werte auf 25 % und 15 % gefallen. Psychosoziale Anpassung vor Erkrankungsbeginn, die Ehequalität und das Familienleben stellten sich bei den Ehefrauen als gute Prädiktoren für die psychische Bewältigung heraus. Zu vergleichbaren Ergebnissen kamen *Croog & Fitzgerald* (1978). *Bennett & Connell* (1999) fanden bei den Frauen von MI-Patienten im Schnitt 7,5 Monate nach dem Infarkt höhere Angst und Depressionswerte als bei den Patienten selbst (Angst 60 versus 40 %, Depression 29 versus 24 %).

Schott (1987) berichtet über eine schriftliche Befragung von 519 Ehefrauen von MI-Patienten zum Gesundheitszustand des Mannes, zu eigenen Sorgen und Belastungen, zu ihrer Gesundheit und Paarbeziehung im Rahmen der zitierten Oldenburger Longitudinalstudie.

Im Folgenden schließen wir uns im Wesentlichen den beschriebenen Bereichen des Exkurses von *Schott* unter Miteinbeziehung von Ergebnissen anderer Untersuchungen an.

3.3.1.1. Allgemeine Belastung ("Distress") und psychische Symptome

Die ersten Tage nach MI des Mannes, die Schockphase, werden von fast allen Frauen als schwierigste Zeit erlebt. 83 % erleben eine sehr starke Belastung, 13% eine starke. Nach einem Jahr geben noch 26 % eine sehr starke oder starke Belastung an. Bei einem viertel der Frauen kann demnach von einer chronischen Belastungssituation gesprochen werden. (*Schott*, 1987; *Badura*, 1988).

Auf die Situation des Partners in der CCU (Coronary Care Unit), also in der Akutphase geht *Delon* (1996) in einer ausführlichen Darstellung der Krise des "kardialen Partners" ein. Darin hebt sie auch mögliche Rollenkonflikte hervor, wenn z.B. die Frau des Infarktpatienten eine passive, abhängige Position eingenommen hat, nun gezwungen wird, eine aktive Rolle zu übernehmen und Entscheidungen für sich und den Partner treffen muss (Rollendiskontinuität). *Delon* gibt auch Empfehlungen für partnerbezogene Interventionen einer Sozialarbeiterin in der CCU.

Mecke (1988) beschreibt 3 Interaktionsmuster zwischen Herzinfarktpatienten und Angehörigen während der Akutphase. Die Autorin trifft eine Einteilung für Angehörige in Realisten (ca. 60 %), Hilflose und Überprotektive. Sie kritisiert auch die Unterschätzung des Wertes einer Angehörigenbegleitung vonseiten des medizinischen Teams.

In einer 10-Jahres-Verlaufsstudie (*Arefjord et al.*, 1998) wurden nur wenige langanhaltende Belastungen gefunden. Aber die subjektive Bewertung der Ehefrauen hinsichtlich Langzeiteffekten wies darauf hin, dass die Krankheit eine negative Wirkung auf die Lebensqualität der Frauen hatte. Damit übereinstimmend gab die Mehrheit an, dass der MI des Mannes auch nach 10 Jahren noch keine abgeschlossene Periode darstellt.

Die Belastung im Zeitverlauf betrachteten auch *Rose et al.* (1996) an einer kleinen Stichprobe, aber mit Postinfarkt-Männern und –Frauen und ihren PartnerInnen. PatientInnen und PartnerInnen waren durch die Krankheit psychisch erheblich belastet, wobei der Distress für die PartnerInnen (geschlechtsunabhängig) länger dauerte als für die PatientInnen, erst nach 6 Monaten glichen sich die Belastungswerte an.

Surtees & Miller (1993a, 1993b, 1994a, 1994b) und *Miller & Surtees* (1993, 1995) veröffentlichten unter dem Titel "Partners in adversity" eine Reihe von Publikationen über eine Kurzzeit-Longitudinalstudie in Edinburgh: 3 Gruppen verheirateter Frauen wurden hinsichtlich der Wirkung eines unterschiedlich stressvollen Ereignisses auf das Befinden interviewt: 1.Gruppe: Frauen, deren Partner vor kurzem verstorben war (N = 64, davon bei 25 Frauen der Mann an Infarkt verstorben). 2. Gruppe: Frauen, deren Partner vor kurzem einen MI erlitten hatte (N = 143). 3. Gruppe: Frauen, die vor kurzem in ein Women's Aid refuge eingezogen sind. (N = 32). In der Koronargruppe (Gruppe 2) wurde der Infarkt des Mannes von 74 % als schwere Bedrohung empfunden und mit unsicherem Ausgang und Hoffnungslosigkeit charakterisiert. Zum Zeitpunkt des Erstinterviews hatten 8 von 10 Witwen, 6 von 10 Heimbewohnerinnen und 4 von 10 Infarkt-Partnerinnen höhere Angst- und Depressionswerte als Frauen in der Allgemeinbevölkerung. Die Witwen hatten 5,2 mal höhere Angst- und 10fach erhöhte Depressionswerte als Frauen in der Allgemeinbevölkerung. Meist bestand ein "syndrome-mix" von Angst und Depression, Depression allein wurde selten gefunden. Nach drei Monaten hatten sich die Werte für die Witwen und KHK-Partnerinnen halbiert. Koronarfrauen mit niederer Aggressivität hatten mehr depressive Symptome (bei beiden anderen Gruppen linear). Die Autoren interpretieren dieses Ergebnis so, dass aggressivere Frauen von Koronarpatienten geeignete Ventile für ihren Ärger finden würden, z.B. Einfluss auf Diät, Rauchen, Trinkgewohnheiten und Bewegungstraining des Mannes, während die beiden anderen Gruppen gezwungen sind, ihre Aggressionen gegen sich selbst zu richten.

Über Aggressionen der Frauen gegen ihre koronarkranken Männer berichten auch *Shanfield* (1990), *Carter* (1984); *Meddin & Brelje* (1983), *Maas* (1981), *Adsett & Bruhn* (1968). Übereinstimmend meinen diese Autoren, dass die Partnerinnen ihre aggressiven Gefühle aus Sorge, ihrem Mann schaden zu können, zurückhalten.

Höheren emotionalen Distress beschrieben MI-Patienten und ihre Partnerinnen im Vergleich zur einer nicht klinischen Kontrollgruppe, wie zu erwarten, auch bei *Hilbert* (1993, 1994). Die Zufriedenheit in der Familie stand in Beziehung zu positiven Affekten für den Partner. Paare mit niedrigerer Familienzufriedenheit hatten ein größeres Distressrisiko.

Stern & Pascale (1979) fanden in ihrer Studie zum Distressrisiko an 38 Frauen von MI-Patienten 25 % während der Hospitalphase symptomatisch, 20 % davon waren ein Jahr lang ängstlich/depressiv. Viele der symptomatischen Partnerinnen hatten vor dem Infarkt Eheschwierigkeiten. Angst führte zu abnehmender Kommunikation nach der Erkrankung, zu übertriebener Sorge und Kontrollversuchen. Keine Korrelation bestanden zwischen Patienten- und Partnersymptomen, d.h ängstliche Pat. hatten keine ängstlichen Partner und umgekehrt. Bei ängstlichen Partnern waren die Patienten Verleugner. Frauen von Verleugnern neigten dazu, wenn sie nicht ängstlich waren, selbst zu verleugnen. (Näheres zu Abwehr- bzw. Bewältigungsmechanismen im Kapitel 3.4. "Paardynamik").

Die psychische Belastung der Frauen steht in Beziehung zum Ausmaß des MI des Ehemannes, zum erlebten Erstkontakt mit dem medizinischen Personal und zur Zufriedenheit in der Ehe, zur eigenen und patientenbezogenen Krankheitsverarbeitung (*Coyne & Smith* 1991, 1994; *Shanfield* 1990). Regressionsanalysen zeigten, dass die Variablen negative Persönlichkeitsfaktoren, emotionsfokussiertes Coping und Schulbildung 52 % der Varianz des emotionalen Distress erklären (*Nyamathi* 1987, *Nyamathi et al.* 1992).
Einen Fragebogen zur Messung der Lebensqualität von Partnern von MI-Pat verfassten *Ebbesen et al.* (1990).

3.3.1.2. Gesundheitliches Befinden (Körperbeschwerden)

Die Erkrankung des Mannes hat auch direkten Einfluss auf die Gesundheit der Partnerin. Kurz nach dem Myokardinfarkt des Mannes geben mehr als 80 % der Frauen ihren eigenen Gesundheitszustand mit weniger gut bis schlecht an. Nach einem Jahr geht diese Angabe auf 26 % zurück, d.h., dass etwa ¼ der Frauen über gesundheitliche Beeinträchtigungen klagen,das entspricht etwa dem Prozentsatz der Normalbevölkerung (*Schott*, 1987).

Titscher et al. (in Vorb.) verglichen 61 KHK-Paare (mit koronarkrankem Mann) mit einer nicht koronarkranken Paarkontrollgruppe. Signifikante Unterschiede ergaben sich im Vergleich zur Kontrollgruppe bezüglich körperlichen Beschwerden der Koronarpartnerinnen. Im Gruppenvergleich hatten sie, nach ihren Männern, im Gießener Beschwerdebogen (GBB) die höchsten Werte für Erschöpfung, Herzbeschwerden und Beschwerdedruck. Krankheiten, die nach der Erkrankung des Mannes aufgetreten sind, waren Hypertonie, somatoforme Herzbeschwerden, Schlafstörungen, Magen-Darm- und orthopädische Beschwerden. Der Großteil der Frauen erlebte diese Verschlechterung im körperlichen Bereich als seelisch bedingt. Paardynamisch interessant ist der Umstand, dass das Befinden der Frauen negativ mit dem Gesundheitszustand des Ehemannes korreliert war, d.h. je schlechter der Zustand des Mann war, desto besser ging es der Frau und umgekehrt.

Auch *Jordan* (1991) fand bei 102 PartnerInnen von TCA-PatientInnen (TCA = Transluminale Coronarangioplastie) erhebliche physische Belastungen durch die Erkrankung des Mannes (35 % klagten über Kopfschmerz; 25 % über Kreislaufbeschwerden).

Hentinen (1983) erhoben in einer Fragebogenaktion häufige Symptome von Schlaflosigkeit und Müdigkeit, 32% der befragten Frauen suchten in den ersten Wochen nach dem Infarkt des Mannes den Hausarzt wegen eigener Körperbeschwerden auf.

In einer anderen Fragebogenstudie fanden *Thompson & Cordle* (1988) bei 55 % der Frauen ein Nachlassen der Libido, über eigene Herzbeschwerden (Palpitationen) klagten 26 %.

Bardé & Jordan (1999) weisen in ihrer Experise zur Psychodynamik der KHK mit Recht daraufhin, dass ein Myokardinfarkt nicht nur für den Patienten selbst, sondern auch für die nahen Angehörigen zur posttraumatische Belastungsstörung (PTBS) führen kann.

3.3.1.2.1. Nicht-genetische familiäre Häufung von Standardrisikofaktoren

Daten aus der Framingham-Studie haben gezeigt, dass erhöhte Risikofaktoren innerhalb einer Familie nicht allein durch Vererbung erklärt werden können. Es wurden Übereinstimmungen von Standard-RF, Harnsäure, Hämoglobin, Gewicht, und Vitalkapazität bei Paaren gefunden. Längsschnittuntersuchungen zeigen, dass diese Übereinstimmungen über einen Zeitraum von 12 Jahren gleich blieben. die Autoren (*Sackett et al.*, 1975) schließen, dass die Übereinstimmung nicht aus Umweltfaktoren, d.h. gemeinsamen Ehebedingungen resultiert, sondern aus der Heirat ähnlicher Menschen ("assortative marriage").

Eine neuere kontrollierte Studie bestätigt die Framingham-Ergebnisse. *Wood et al.* (1997) untersuchten 117 Männer drei Monate nach akutem MI (unter 65 Jahren) ihre 89 weiblichen Partner und eine weibliche gesunde, altersgewichtete Kontrollgruppe von 133 Personen aus der Allgemeinpopulation. Ziel war, die Prävalenz für KHK beim weiblichen Partner von MI-Patienten festzustellen. Verglichen mit der KG gab es Gemeinsamkeiten hinsichtlich: Body mass index, diastolischem Blutdruck und Cholesterin in der weiblichen VG (=Partnerinnen von MI-Patienten). Diese Autoren sehen ihre Ergebnisse als Folge des Lebensstils. Der gemeinsame Familienlebensstil ergibt für beide Erwachsene ein erhöhtes Risiko für eine KHK.

Ebenfalls als Folge gleicher Lebensgewohnheiten sehen *Knutsen & Knutsen* (1990) die Ergebnisse der groß angelegten kontrollierten Tromso-Heart-Study mit 911 männlichen Hochrisikopatienten (bestimmt nach HDL/ Gesamtcholesterin-Quotient und/oder Gesamtcholesterin) und ihren Ehefrauen. Frauen von Männern mit KHK-Hochrisiko unterscheiden sich signifikant von Partnerinnen anderer Männer hinsichtlich: Serumlipidwerten; Body-Mass-Index; koronarem Risikoscore, Anteil täglicher Zigaretten und hinsichtlich ihrer Essgewohnheiten. Das bedeutet, Mitglieder desselben Haushaltes wie KHK-Hochrisikopersonen besitzen ebenfalls ein erhöhtes Risiko, das v.a. durch den beteiligten Lebensstil verursacht ist.

Ten Kate et al. (1984) untersuchten die Häufigkeit von MI und KHK bei Verwandten 1.Grades von 126 Frauen von MI-Patienten, verglichen mit den Verwandten 1.Grades bei 126 nach Alter gewichteten Kontrollpersonen. Sie fanden die gleiche Häufigkeit von MI und KHK bei den Verwandten der Frau wie bei denen des Patienten. Die Partnerwahl erfolge nach Kriterien gleicher Lebensstile und psychosozialer Risikofaktoren, meinen die Autoren.

3.3.1.3. Die Krankheit des Mannes

Steht während der Spitalsphase das physische Ausmaß der Infarkterkrankung in enger Beziehung zum Grad an Distress der Ehefrau (*Schott*, 1987; *Badura*, 1988; *Coyne & Smith*, 1991), so ändert sich dieser Zusammenhang im Zeitverlauf. Ein Jahr nach dem Infarkt bezeichnen nur 9% der Frauen den Gesundheitszustand ihre Mannes als schlecht, aber 90% machen sich Sorgen um seine Gesundheit (*Schott*, 1987). Diese Diskrepanz ist nur damit zu erklären, dass nicht der aktuelle Befund ausschlaggebend ist, sondern die Verunsicherung hinsichtlich der Konsequenzen und im Umgang mit der Krankheit (*Schwartz-Kraft*, 1993), Angst vor Reinfarkt und Sorge um das "richtige" Verhalten des Mannes sind demnach die bestimmenden Faktoren des Stressprozesses der Partnerin sind. Sorgen um die Gesundheit rangieren auch bei weitem an erster Stelle, vor Sorgen um das eigene Befinden, die Kinder, berufliche und finanzielle Bedenken. Das Ausmaß an Angst und Depression der Ehefrau zeigt sich in der Studie von *Bennett & Connell* (1999) abhängig von Krankheitsvariablen des Mannes. Sie fanden Angst vor allem abhängig von gegenwärtigen krankheitsbedingten Sorgen und weniger von der Krankengeschichte, während die Depressivität der Partnerin mit der Schwere der Erkrankung des Mannes in Zusammenhang stand.

Eine häufige emotionale Reaktion von Ehefrauen auf den Infarkt des Mannes sind Schuldgefühle (*Skelton & Dominion*, 1973; *Burke et al.*, 1979; *Meddin & Brelje*, 1983; *Carter* 1984; *Schott*, 1987; *Delon*, 1996; *Titscher*, in Vorb.). Sie machen sich Vorwürfe, nicht genügend auf die Gesundheit des Mannes geachtet zu haben, ihn nicht von seinen schädigenden Verhaltensweisen abgebracht zu haben, obwohl sie die Gefährdung erkannt hatten.

3.3.2. Die Ehefrau im System der medizinischen Versorgung

In der kritischen Phase der Infarkterkrankung bestehen große Bedürfnisse der Verwandten, hilfreich zu sein, beim Patienten sein zu können, informiert zu werden, ihre Gefühle ausdrücken zu können, getröstet und unterstützt und vom Personal akzeptiert zu werden. (*Stillwell*, 1984; *Leske*, 1986; *Doherty & Power*, 1990; *Gallant*, 1990; *Rankin*, 1992; *Theobald*, 1997). Demgegenüber steht das Bild, das sich aus Befragungsdaten ableiten lässt. Mehr als 25 % der Ehefrauen fühlen sich von der Akutbehandlung ausgeschlossen, ca. 60 % wären gerne stärker in die Therapie einbezogen worden (*Schott*, 1987).

In der gleichen Studie gaben zu einzelnen Themen möglicher Beratung über die koronare Herzkrankheit 50-75% der Frauen an, nicht beraten worden zu sein. Vom Hausarzt wurden 70 % nicht oder nur unzureichend informiert.

Andere Autoren bestätigen das nicht gestillte Informationsbedürfnis der Angehörigen, die mangelnde Gelegenheit mit Experten über die Krankheit des Mannes reden zu können (*Hentinen*, 1983; *Marsland & Logan*, 1984; *Thompson*, 1988; *Thompson et al.*, 1995; *Jordan*, 1991; *Schwartz-Kraft*, 1993; *Moser et al.*, 1993; *Newens et al.*, 1995).

Nochmals Schott (1987): "Dieser Wunsch und auch andere Daten bezüglich der Einbeziehung der Ehepartnerinnen in die medizinische Versorgung offenbaren an sich schon ein erhebliches psychosoziales Defizit medizinischer Versorgung. Zusätzliche Brisanz erhält dieses Ergebnis noch dadurch, dass Frauen, die sich in ausreichendem Maße in die medizinische Betreuung ihrer Männer miteinbezogen fühlen, sich deutlich weniger Sorgen um die Gesundheit ihrer Männer machen und auch geringere Belastungswerte aufweisen."

Zusammenfassung

Die Partnerin des Koronarkranken

Die Literatur zum Thema zeigt zweifellos, dass der Herzinfarkt eines Mannes für die traditionelle Familie nicht ein individuelles Problem darstellt, sondern das ganze Familiensystem und besonders die Ehefrau vor Belastungen stellt, die dem des Erkrankten zu vergleichen sind. Emotionale Reaktionen wie Angst, Hilflosigkeit, Unsicherheit, Schuldgefühle, partnerschaftliche, familiäre, existenzielle und finanzielle Probleme führen zu Distress und Überforderung, Anzeichen dafür sind Depression aber auch körperliche Symptome der Partnerinnen.

Haben wir in den vorhergehenden Kapiteln die Bedeutung der Partnerin für die Unterstützung des Kranken erkannt, so sehen wir sie hier selbst in hohem Maße hilfsbedürftig und vom Medizinsystem im Stich gelassen.

Vor über 20 Jahren hat *Mayou* (1978a) die Forderung nach Einbeziehung der Partnerin in die Behandlung des Infarktpatienten für die Zeit des Spitalsaufenthalts und der Rekonvaleszenz gestellt. Die dargestellten Daten sprechen dafür, dass diese Empfehlung Niederschlag in einzelnen Pilotprojekten gefunden hat, aber noch immer nicht genügend im medizinischen Alltag umgesetzt wird.

3.3.4. Literaturüberblick zum Kapitel "Die Partnerin des Koronarkranken"

Autoren / Titel	Methodik/Ergebnisse	Kriterien
Bedsworth JA, Molen MT (1982) **Psychological stress in spouses of patients with myocardial infarction.** Heart Lung 11/5:450-456	CCU-Pflegepersonal wäre idealer Ansprechpartner für Patient und Familie. Aufmerksamkeit richtet sich aber vor allem auf den Patienten. Bedrohungen der Ehefrau sind ev. Verlust des Mannes, Wechsel des eigenen Lebenszieles, finanzielle Veränderungen, neue Rollenaufteilung, Angst vor Reinfarkt, ungewohnte Umgebung im Spital	Studientyp: III Review
Keeling AW, Dennison PD (1995) **Nurse-initiated telephone follow-up after myocardial infarction: a pilot study.** Heart Lung 24/1:45-49	Deskriptive Pilotstudie an 21 männl. MI-Pat. u. Ehefrauen über Akzeptanz von follow-up Telefonanrufen einer Schwester. Erster Kontakt während Spitalsphase, Telefonanrufe 5, 14 u. 21 Tage nach Entlassung. Als Hauptthemen ergaben sich: Schwierigkeiten, den geänderten Gesundheitszustand zu akzeptieren; Berichte über Versuche, RF zu reduzieren; finanz. Sorgen; Umgang mit Unsicherheit; Dankbarkeit für die Anrufe.	Studientyp: III
Theobald K (1997) **The experience of spouses whose partners have suffered a myocardial infarction: a phenomenological study.** J Adv Nurs 26/3:595-601	Untersucht wurden die Erfahrungen der Partner von MI-Patienten. Tiefeninterviews mit 3 Teilnehmern: 2 Frauen und 1 Mann (Analyse nach Giorgi´s Methode). Hauptthemen der untersuchten Paare waren: 1.: unterdrückte Unsicherheit 2: überwältigende emotionalen Unruhe 3: das Bedürfnis nach sozialer Unterstützung 4: die Uninformiertheit bezüglich Angst 5: die Akzeptanz von Lebensstiländerungen * Alle drei Partner zeigten verschieden große Ausprägungen der untersuchten Kriterien. * In der Arbeit wird das Wissen aus den Tiefeninterviews in einer Zusammenschau dargestellt, in welcher Ärzte, Schwestern und Familien (Helfer allg.) ihre Reaktionen verstehen lernen können.	Studientyp: III
Daly J, Jackson D, Davidson PM, Wade V, Chin C, Brimelow V (1998) **The experience of female spouses of survivors af acute myocardial infarction: a pilot study of Lebanese-born women in south-western Sydney, Australia.** J Adv Nurs 28/6:1199-1206	Die Pilot- Studie mit halbstrukturiertem Interviewverfahren wurde an 7 libanesichen Frauen in Südwest- Sydney durchgeführt, um die Erfahrungen dieser Englisch sprechenden Emigrantinnen nach akutem MI des Mannes, zu untersuchen. (schnell expandierende, sozioökonomisch benachteiligte Region Australiens) Die Interviews wurden in 2- und 4-Wochen Intervallen nach Spitalsentlassung des Mannes durchgeführt. Qualitative Analysen von narrativem Text ergaben 4 verschiedene Themenbereiche der Frauen: 1.: Das Ringen, um den Distress zu verringern; 2.: Das intensive Überwachen des MI- Überlebenden; 3.: Die Suche nach Wegen der Unterstützung; 4.: Reflexionen über die Zukunft. Die Studienergebnisse werden anhand der Literatur diskutiert und Konsequenzen für die Arbeit der Krankenschwestern werden skizziert.	Studientyp: II-1b

Skelton M, Dominion J (1973) **Psychological stress in wives of patients with myocardial infarction**. Br Med J 2:101-103	Untersuchung an 65 Frauen (jünger als 65a) von MI-Pat.. Interviews vor Spitalsentlassung d. Mannes, 3, 6 u. 12 Mo danach. <u>Während der Spitalsphase</u> überwiegen Panik, Erstarrung, Gefühle der Irrealität, Verlustängste u. eine Tendenz zu Schuldgefühlen u. Selbstanklage. 78% Schlafstörungen, 55% Appetitstörungen, 43% Angst und Depression, 20% erhielten Psychopharmaka, 26% berichten über neu aufgetretene körperliche Beschwerden (Kopfschmerzen, gastrointestinale Symptome, Palpitationen, Thoraxschmerzen) <u>Die Zeit der Rekonvaleszenz (ersten 3 Mo)</u> wird von 38% der Frauen als besonders belastend empfunden. Die psych. Belastung gleicht der der Pat. selbst. 3 Mo nach Spitalsentlassung litten noch 25 Frauen unter gen. Angst, Depression, Anspannung u. Schlafstörungen. Neigung zu Overprotectiveness, Schuldgefühlen. <u>Nach 1 Jahr</u> geben 40% d. Frauen an, dass ihre Stimmung, Verhalten und Reaktionen zum Zustand vor dem MI zurückgekehrt sind (Befriedigende Anpassung). 35% meinen, die Veränderungen ihrer Gefühle und d. Lebensstils würden anhalten, Angst u. Sorge um den Gesundheitszustand d. Mannes bestehen weiter (Akzeptable Anpassung). 25% d. Frauen zeigen weiterhin ernste emot. Störungen, Depression Angst u. Schlafstörungen. Von diesen Frauen waren 5 Männer verstorben (Schlechte Anpassung). <u>Auswirkung d. Krankheit auf die eheliche Beziehung</u>: Bei 10 d. 65 Paare waren Eheschwierigkeiten vor dem MI evident. 53% d. Frauen berichten über eine Veränderung der Beziehung innerhalb der ersten 3 Mo nach MI, zurückzuführen auf erhöhte Anspannung, Irritierbarkeit und Angst bei beiden Partnern. Häufig berichten sie über die Zurückhaltung v.a. ihre Ärgers, um dem Mann nicht zu schaden. Nach 1 a meinen 43% der Frauen mit gelungener Anpassung, dass sich die Beziehung im Vergleich zu vorher geändert hätte. Nur 9 Paare kehrten zur sex. Aktivität der Zeit vor dem MI zurück.	Studientyp: II-2
Mayou R, Foster A, Willliamson B (1978) **The psychological and social effects of myocardial infarction on wives.** Br Med J 18/16114:699-701	82 Frauen von 100 Erst-MI-Patienten wurden zu drei Zeitpunkten interviewt: 1: Während der Hospitalisierung des Mannes; 2:2 Monate nach Hospitalisierung; 3: 1 Jahr nach Hospitalisierung. Die Frauen zeigten anhaltende psychische Symptome. 2 Monate nach MI des Mannes berichteten 34% der Frauen über schwere Anspannung und 19% hatten Zeichen einer Depression. Nach einem Jahr waren die Werte auf 25% und 15% gefallen. Die KH des Mannes zeigte Effekte auf ihre eigene Arbeit, auf ihre sozialen und Freizeitaktivitäten	Studientyp: II-1b

	und auf die Ehe und das Familienleben und führte zu einer dem Ehemann vergleichbaren psychosozialen Beeinträchtigung. Psychosoziale Anpassung vor der KH, die Ehequalität und das Familienleben stellten sich als gute Prädiktoren der psych. Veränderung der Frauen heraus (p<0.05) * Die Frauen besitzen eine tragende Funktion bei der Wiederanpassung der Ehemänner. Wichtig für die Genesung der Ehemänner sind ihre Einstellungen, ihr Verhalten wie die allg. Qualität des Familienlebens.	
Mayou R (1979) **The course and determinants of reactions to myocardial infarction.** Br J Psychiatry 134:588-594	100 Patienten (89 Männer; 11 Frauen) mit Erst-MI und ihre Partner wurden wurden mit einem halbstrukturiertem Interview zu drei Zeitpunkten hinsichtlich physiologischer und psychosozialer Faktoren befragt: im Spital sowie zwei und 12 Monate nach dem MI. Arbeit, Freizeit, Ehe, familiäre Beziehungen, Sexualität und Compliance wurden als getrennte Faktoren untersucht, da sich eine Globalmessung sozialer Faktoren als inadäquat und irreführend herausgestellt hat. <u>Partnerbezogene Ergebnisse</u>: * Sign. Ähnlichkeiten beim 1Jahres-outcome in psych. Zustand, Aktivitäten, Sicht der Ehe, Familienleben und Sexualität. * Es gab eine beachtliche Kontinuität der individuellen Reaktionen während der Rekonvaleszenz. Sign Zusammenhänge zwischen dem 2-Monats- und 1-Jahres-Rating nach MI hinsichtlich mentalem Status (r=0,52), physischer Aktivität (r=0,43); Coping (r=0,35), beschriebenen somat. Symptomen (r=0,24). * Charakteristische Coping-Muster konnten beschrieben werden: Patienten-Coping: Problemanalyse,Planungsstrategien, Aktivitätszunahme bei 2 Monaten waren gute Prädiktoren (p< 0,05) der längerfristigen KH-bewältigung.	Studientyp: II-1b
Mayou R, Williamson B, Foster A (1976) **Attitudes and advice after myocardial infarction.** Br Med J 16/1:1577-1579	Interviews mit 40 Patienten und ihren Angehörigen zeigten dass diese medizinische Ratschläge und Informationen nur geringfügig verstehen. Es gab eine allgemeine Zufriedenheit mit der medizinischen Behandlung aber die Kommunikation wurde oft als inadäquat, vage und konfliktreich beschrieben.	Studientyp: II-1b
Croog SH, Fitzgerald EF (1978) **Subjective stress and serios illness of a spouse: Wives of heart patients.** J Health Behav 19:166-178	Untersucht wurden Stabilität und Veränderungen im subjektiven Stresserleben bei 263 Frauen von Erst-MI-Pat.während des ersten Jahres nach dem Infarktgeschehen. Datenentnahme aus einer größeren Studie hinsichtlich der Wirkung psychosozialer Faktoren in der Rehabilitation. Untersuchungszeitpunkte: 1.) 1 Monat nach Spitalsentlassung des Mannes; 2.) 1 Jahr nach Hospitalisierung des Mannes <u>Instrument</u>: Subjective Stress Scale (SSS) <u>Ergebnisse</u>:	Studientyp: II-1b

	* Die Muster der subj. Stresswerte verblieben während des Untersuchungsjahres relativ stabil. * Unterschiedliche Erkrankungsgrade des Ehemannes waren zu spezif. Zeitpunkten mit höheren Stresswerten verbunden. Z.B.: Frauen, deren Männer wegen Herzbeschwerden rehospitalisiert wurden, hatten die höchsten Stresswerte, im Unterschied zu Frauen, deren Ehemänner wegen anderer Gründe erneut stationär aufgenommen wurden (Chi-Quadrat=11,06; p< 0,05). * 1 Monat und 1 Jahr nach Hospitalisierung zeigten Frauen mit höherem Bildungsgrad höhere subj. Stresswerte (nicht sign.) * Frauen, die weniger glücklich verheiratet waren, hatten zu beiden Untersuchungszeitpunkten höhere subj. Stresswerte (Chi-Quadrat=10,89; p<0,05 nach 1 Monat; Chi-Quadrat=12,88; p<0,05 nach 1 Jahr).	
Bennett P, Connell H (1999) **Dyadic processes in response to myocardial infarction.** Psychology, Health & Medicine 4,1:45-55	Befragung von 43 Paaren (Mann post-MI, Alter X=65a, Frauen X=62, Zeit post-MI X=7,5 Mo). Erhoben wurden Auswirkungen der Schwere d. Erkrankung, Coping-Reaktionen von Pat. u. Partnerin, Support Instrumente: Dyadic Adjustment Scale (DAS), Duke-SSQ, HADS, MOS Short Form 36, COPE, Peel Index Ergebnisse: 40% d. Männer u. 60% d. Frauen zeigten klin. Kriterium für Angst. 24% d. Männer u.29% d. Frauen waren depressiv. Bei Pat. u. Partnerinnen häufiger aktive als emotionsfokussierte Copingstrategien. Einfluss auf d. Pat.: Stärkster Zusammenhang zw. Angst u. Copingstrategien für Abreagieren, dann für Alkohol- u. Drogenkonsum. Unter den dyadischen Variablen trug nur ein Faktor, Gefühlsausdruck, zur Varianz beim Angstscore bei. Schwere oder Zeitpunkt des MI waren nicht mit Angst assoziiert. Körperl. Beeinträchtigung war mit Angst u. Depression u. 3 Copingstrategien assoziiert: fehlendes Engagement d. Frau, Abreagieren u. Verleugnung. Einfluss auf d. Partnerin: Im Gegensatz zu Pat. sign. Korrelation von Angst u. Depression mit Krankheitsvariablen (Schwere d. MI, körperl. Beeinträchtigungen). Angst korreliert mit Abreagieren, Unterdrückung von konkurrierenden Aktivitäten u. Fehlen von vertrauensvoller Unterstützung. Depression abhängig von SS (Dyadische Kohäsion, vertrauensvoller Unterstützung). Korrelation mit Depression d. Mannes	Studientyp: II-3
Schott T (1987) **Ehepartnerinnen von Herzinfarktpatienten: Ein Exkurs.** In: Badura B. et al.: Leben mit dem Herzinfarkt. Eine sozialepidemiologische Studie, Springer Berlin	Schriftliche Befragung von 500 Ehefrauen von MI-Pat. zum Gesundheitszustand des Mannes, zu eigenen Sorgen und Belastungen, zu ihrer Gesundheit und Beziehung. Gesundheit der Ehefrau: Kurz nach dem MI: 80% und mehr geben an, weniger gut bis schlecht; nach 1 Jahr geben dies 26% und mehr an. Zur KHK des Mannes: 9% und mehr bezeichnen	Studientyp : II-1b Oldenburger Longitudinalstudie

Heidelberg, 158-178	den Gesundheitszustand 1 Jahr danach als schlecht, aber 90% der Frauen machen sich Sorgen um den Mannes Schuldgefühle: 1/3 gibt an, Schuldgefühle zu haben Gesundheitsverhalten: Die Frauen sind häufiger mit dem Gesundheitsverhalten ihrer Männer unzufrieden, haben mehr Angst, leiden an stärkeren depressiven Verstimmungen und schlechterer psychischer Befindlichkeit. Sexualität: 28% und mehr sehen den Partner 1 Jahr nach MI in dieser Hinsicht als stark oder sehr stark beeinträchtigt; nur 30% der Frauen sehen die Sexualität ihres Ehemannes als nicht beeinträchtigt an. 52% der Frauen haben seit dem MI des Mannes mehr Verantwortung in der Familie, 37% werden vom Mann stärker beansprucht, 32% haben weniger Zeit für sich * Partnerbeziehung: 46% sind der Meinung, dass die Beziehung enger geworden ist, nur 6% berichten von einer Verschlechterung	
Badura B, Kaufhold G, Lehmann H, Pfaff H, Richter R, Schott T, Waltz M (1988) **Soziale Unterstützung und Krankheitsbewältigung – Neue Ergebnisse aus der Oldenburger Longitudinalstudie 4 ½ Jahre nach Erstinfarkt.** Psychother med Psychol 38:48-58	83% der Partnerinnen erleben in den ersten Tagen nach MI des Mannes eine sehr starke Belastung, 13% eine starke. Nach einem Jahr geben 26% eine sehr starke oder starke Belastung an. * Die soziale Unterstützung (gemessen als positive Netzwerkeigenschaft, interpersoneller Prozess und Netzwerkkognition) in Familie, medizinischer Versorgung und Arbeitswelt hat einen erheblichen Einfluss auf Befinden und Lebensqualität	Studientyp: I (II-1b) Oldenburger Longitudinalstudie:
Delon M (1996) The patient in the CCU waiting room: In-hospital treatment of the cardiac spouse. In: Allan & Scheidt (ed.): Heart & Mind; 421-432 Am Psychol Ass, Washington, DC	Darstellung der typischen Krise des "cardiac spouse" während der Akutphase u. Aufgaben d. CCU-social workers. Die Rolle eines social workers wird verstanden als Vermittler zwischen dem CCU-Personal und den Angehörigen, z.B. bei Agieren oder inadäquatem Ärger d. Partners. Diskutiert werden die Übernahme neuer Rollen für den Partner, vorbestehende Eheprobleme, Schuldgefühle, Ärger, Ressourcen zur Situationsbewältigung, social support u. antizipatorische Trauerarbeit.	Studientyp III
Mecke U (1988) Zur Bedeutung von nahen Angehörigen schwer kranker Patienten – Beschreibung von unterstützenden vs. belastenden Momenten für Patienten und Behandlungsteam einer kardiologischen Intensivstation.	Psychologischer Erfahrungsbericht. Die Autorin beschreibt 3 Interaktionsmuster zwischen Herzinfarktpatienten und Angehörigen während der Akutphase. Sie trifft eine Einteilung für Angehörige in Realisten (ca. 60 %), Hilflose und Überprotektive. Sie kritisiert auch die Unterschätzung des Wertes einer Angehörigenbegleitung vonseiten des medizinischen Teams und zeigt Möglichkeiten und Grenzen einer psychologischen Intervention auf der Intensivstaion auf.	Studientyp III

In: Klapp BF, Dahme B (Hrsg): Jahrbuch der medizinischen Psychologie Bd 1 Psychosoziale Kardiologie Springer, Berlin, Heidelberg, New York		
Arefjord K, Hallaraker E, Havik OE, Maeland JG (1998) **Life after a myocardial infarction - the wives´point of view.** Psychol Rep 83/3 Pt 2:1203-1216	37 Frauen von Patienten mit Erst-MI wurden hinsichtlich der Konsequenzen der Erkrankung bezogen auf die Qualität der ehelichen Beziehung, hinsichtlich Distresssymptomen, Sorgen und Beunruhigungen interviewt. * Erhebungszeitpunkte: 1.: während des Spitalsaufenthaltes; 2.: 3 Monate nach Entlassung; 3.: 10 Jahre nach Erst-MI * Es gab relativ geringe, zeitlimitierte Anpassungsprobleme der Frauen betreffend ehelicher Beziehung und emot. Distress. * Langzeitlich wurden nur wenige anhaltende Veränderungen gefunden. Aber: Die subjektive Bewertung der Ehefrauen hinsichtlich Langzeiteffekten wies darauf hin, dass die KH einen negativen Effekt auf die Lebensqualität der Frauen ausübte. Damit übereinstimmend gab die Mehrheit an, dass der MI des Mannes keine abgeschlossene Periode darstellt.	Studientyp: II-1b
Rose Gl, Suls J, Peter J, Lounsbury P (1996) **Comparison of adjustment, activity, and tangible social support in men and women patients and their spouses during the six month postmyocardial infarction.** Annals Behav Med 18/4:264-272	Longitudinalstudie zur Untersuchung von Geschlechtsunterschieden hinsichtlich Krankheitsanpassung u. Aktivitäten bei MI-Pat. und PartnerInnen. 15 (m) u. 15 (w) Erst-MI-Pat. u. deren PartnerInnen Untersuchungszeitpunkte: 4, 10, 16 u. 22 Wo nach MI Instrumente: Hopkins Symptom Checklist (HSCL-25), Michigan Family Heart Questionnaire Ergebnisse: Pat. u. Partner waren durch Pat. psychisch belastet, Distress dauerte für Partner länger (geschlechtsunabhängig), erst nach 6 Mo wieder ähnliche Werte für Pat. u. Partner. Aufteilung der Aktivitäten folgen den traditionellen Geschlechterrollen. Männliche Partner verstärkten die Hausarbeit in den Wochen kurz nach dem MI der Frau, jedoch arbeiteten die Frauen gleich viel wie ihre Männer. Frauen nach MI tragen größere Verantwortung für den Haushalt und arbeiten mehr im Haushalt als Männer.	Studientyp: II-1b
Surtees PG, Miller PM (1993) **Partners in adversity. I. Study design and context.** Eur Arch Psychiatry Clin Neurosci 242/4:224-232	Longitudinalstudie: 3 Gruppen verheirateter Frauen wurden hinsichtlich der Wirkung eines unterschiedlich stressvollen Ereignisses auf das Befinden interviewt: 1.Gruppe: Frauen, deren Partner vor kurzem verstorben war (N=64), davon bei 25 an MI 2. Gruppe: Frauen, deren Partner vor kurzem einen MI erlitten hatten(N=143) 3. Gruppe: Frauen, die vor kurzem in ein Women's Aid refuge eingezogen sind. (N=32) Interviews: 6-7 Wo nach dem jeweiligen Ereignis	Studientyp: II-Ia

	und 3 Monate danach; Befinden wurde mit dem GHQ (General Health Questionnaire) erhoben, außerdem Life Events and Difficulties Schedule (LEDS) u. Psychiatric Assessment Schedule (PAS), Longitudinal Interval Follow-up Evaluation (LIFE), Bedford College core rating scheme Allg. unterschieden sich die Koronar- und die Witwengruppe hinsichtlich Durchschnittsalter, sozialer Klasse und Einkommensstatus nicht sign. voneinander. Die Witwengruppe hatte eine größere Altersstreuung (55J. und älter) ald die Koronargruppe (Chi-Quadrat=7,76; df=2; p< 0,05). Die „Refuge"-Gruppe war durchschnittlich 20 Jahre jünger; sozialer status: Arbeiterklasse, höhere Kinderzahl und die höchsten Life-event-Raten (KHK:235; Witwen: 334,4; „Refuge":412,5; p<0,001 Kruskall-Wallis one-way analysis of variance)	
Miller PM, Surtees PG (1993) **Partners in adversity. II. Measurement and description of stressfull event sequences (complexes).** Eur Arch Psychiatry Clin Neurosci 242/4:233-239	Ergebnisse: In der Koronargruppe (s.o.) wurde der MI des Mannes von 74% als schwere Bedrohung empfunden und mit unsicherem Ausgang und Hoffnungslosigkeit charakterisiert. Zum Zeitpunkt des 2. Interviews nahm die Bedrohungs- Einschätzung durch die Ereignisse in allen drei Gruppen ab. Es gab keine sign. Unterschiede hinsichtlich der Einschätzung der Bedrohung zwischen den Gruppen.	Studientyp: II-Ia
Surtees PG, Miller PM (1994) **Partners in adversity. III. Mood status after the event.** Eur Arch Psychiatry Clin Neurosci 243/6:311-318	Interviews: kurz nach dem jeweiligen Ereignis und 3 Monate danach; Befinden wurde mit dem GHQ (General Health Questionnaire) erhoben. * Bei Erstinterview hatten 8 von 10 Witwen, 6 von 10 Heimbewohnerinnen und 4 von 10 Infarkt-Partnerinnen höhere Angst- und Depressionswerte als Frauen in der Allgemeinbevölkerung. Die Witwen hatten 5,2 mal höhere Angst- und 10fach erhöhte Depressionswerte als Frauen in der Allgemeinbevölkerung. * Nach drei Monaten hatten sich die Werte für die Witwen und KHK-Partnerinnen halbiert, jedoch fand sich nur eine geringfügige Verringerung für die Heimbewohnerinnen.	Studientyp: II-1a
Surtees PG, Miller PM (1994) **Partners in adversity. IV. Coping and mood.** Eur Arch Psychiatry Clin Neurosci 243/4-5:319-327	Coping erhoben mit der Mental Adjustment to Cancer Scale Die summarischen Copingwerte zu Beginn haben nur eingeschränkte prädiktive Signifikanz hinsichtlich der folgenden Befindenszustände. Allg. ließ sich feststellen: Je schwächer/ärmer der Copingstil, umso größer war der prozentuale Anteil an symptomatischem Distress. * Die Copingstile zu Beginn (Initialinterview) waren stärker assoziiert mit dem follow-up Befinden bei den Koronarfrauen (z.B.: für Depression: p=0,0465; für Angst: p=0,0448) als bei den Witwen (für Depression: p=38,5; Angst: p=15,4). Bei den Koronarfrauen standen alle Initial-Befindlichkeitsmessungen in sign. Zusammenhang mit den follow-up-Befindensmessungen (log.	Studientyp: II-Ia

	Analysen: Range=12,72-20,80; df=1; p< 0,001) Die Copingmessungen im follow-up standen in sign. Beziehung zu allen follow-up Befindensmessungen, sowohl bei Koronarfrauen als auch bei Witwen (z.b.: für Koronarfrauen für Depr.: D3 Change in deviance=16,42; Standardkoeff.=2,50; p<0,001).	
Miller PM, Surtees PG (1995) **Partners in adversity. V. Support. Personality and coping behaviour at the time of crisis.** Eur Arch Psychiatry Clin Neurosci 245/6:245-254	Einschätzung von SS, Persönlichkeit (Tyrer & Alexander's personality schedule, PAS) u. coping. Zusammenhänge zw. SS u. Symptomatologie: Frauen, die sich fallen gelassen fühlen (das sind v.a. die Witwen), zeigen mehr Symptome (GHQ), Zusammenhänge zw. Persönlichkeitsfaktoren u. Symptomen: Frauen mit hoher Nervosität bleiben länger symptomatisch. Koronarfrauen mit niederer Aggressivität haben mehr depressive Symptome (bei anderen Gruppen linear).	Studientyp: II-Ia
Shanfield SB (1990) **Myocardial infarction and patients´wives.** Psychosomatics 31/2:138-145	Typ: Review *Nach dem MI des Mannes, entwickeln die Ehefrauen psychologischen Distress, der mit der Zeit wieder abnimmt. * Das KH-Verhalten der Ehefrauen nimmt zu * Aggressive und sexuelle Impulse werden von den Frauen zurückgehalten * Die Interaktion in der Ehe ändert sich; Schlechte eheliche Beziehungen stehen mit einer geringeren psychosozialen Genesung in Zusammenhang. * Partnerfaktoren wie Abhängigkeit können die Affekte des Patienten beeinflussen.	Studientyp: III
Carter RE (1984) **Family reactions and reorganization patterns in myocardial infarction.** Fam Systems Med 2/1:55-65	Bericht über Interviews u. therapeutische Kontakte mit 20 Paaren, von denen der Ehemann wegen MI hospitalisiert war. Schwerpunkt auf interaktionalen Prozessen in der Familie. Beschreibung eines stadienhaften Verlaufs der fam. Reaktion auf den MI: 1) Auftreten d. MI bis zur ersten Besserung: Notfallreaktion, Aktivitätsbereitschaft, Mobilisierung von Ressourcen, Zentralisierung auf das Ereignis, starke Abhängigkeit von Ärzten u. Spitalspersonal; 2) Verlegung von CCU bis Spitalsentlassung: Nachlassen d. Angst; Beginn der Auseinandersetzung mit dem potentiellen Verlust; erste Depressionszeichen; Auftreten von Verleugnung einzelner Familienmitglieder, gefolgt von Angriffen anderer Familienmitglieder; Anstrengungen, die Familienfunktion zu erhalten, abhängig von der Pat.Rolle vor MI; Schwierigkeiten der Ehefrau, wenn Mann dominant; 3) Wiedereintritt in die Familie bis zur Reorganisation: 2 Hauptfaktoren, Arbeitswiederaufnahme u. Konfliktlösungspotential. a) Keine Arbeitswiederaufnahme – konflikthaftes System: Bestehende Partnerkonflikte werden zentral; ger. Unterstützung d. Pat.; wenig Beachtung der körperl. Erholung;	Studientyp: III

	Disorganisation d. Familie, ev Scheidung. Indikation zur Paar- o. Familientherapie; b) Arbeitswiederaufnahme – konflikthaftes System: Hoher Angstlevel; Unterstützung vorhanden, aber durch Konflikte u. Angst verringert; ev. Bearbeitung lang anstehender Konflikte; c) Keine Arbeitswiederaufnahme – nicht konflikthaftes System: Reorganisation notwendig; neue Rollenaufteilung; Krankheit im Zentrum; Änderung des Lebensstils u. der – ziele; Schuldfrage wird wichtig; Pat. häufig depressiv; Nicht ausgedrückter Ärger d. Partnerin d) Arbeitswiederaufnahme – nicht konflikthaftes System: Wiederaufnahme d. vorbestehenden Fam.systems; ev Veränderungen dienen der Sicherung d. Gesundheitszustands d. Pat.; kurzzeitige reaktive Depr. bei Pat. u. Partner.	
Meddin J, Brelje M (1983) **Unexpected positive effects of myocardial infarction on couples.** Health Soc Work 8/2:143-146	Deskriptive Interview-Studie an 5 Paaren (2-10 Jahre) nach MI des Mannes. Pat. anfängliche Verleugnung des Ernstes der Situation, über Angst u. Depression. Partnerinnen berichteten, dass die Männer fordernder geworden sind, über eig. Angst u. Depression und über Ärger, Irritation u. Schuldgefühle. 2 Ehefrauen meinten, die Ehe sei besser geworden ("second honeymoon"). Ihre Männer meinten, diese Phase hätte etwa 2 Monate angedauert, dann sei alles wieder normal geworden.	Studientyp: III
Maas G (1981) **Die psychosoziale Lage des Herzinfarkt-Frührentners.** Dissertation, Universität Hamburg	Empirische Studie an 178 männl. Herzinfarkt-Frührentnern (max.55a). Befragung d. Ehepaare nach Anpassungsproblemen nach Pensionierung. Männer: Abnahme d. Sexualität, Frauen sind überängstlich, 65% hätten lieber, dass ihre Frauen sich weniger Gedanken über ihre körperl. Verfassung machen, aber nur 12% meinten, sie hätten mehr Ehe- u. Fam. Probleme als andere. Frauen: Eheleben viel schwieriger als vorher, aufgestaute Aggressionen gegen ihre Männer, gaben sehr häufig den Männern die Schuld am MI. Zunahme der Rolle als Hausfrau.	Studientyp: II
Adsett CA, Bruhn JG (1968) **Short-term group psychotherapy for post-myocardial infarction patients and their wives.** Can Med Ass J 99/12:577-584	Gruppentherapie von 6 Ehepaaren mit an MI erkranktem Mann bei Pat. mit Anpassungsschwierigkeiten. Sample: Von 65 männl. Infarktpatienten (MI vor mehr als 1 Jahr) wurden 10 Paare zur Gruppentherapie eingeladen (Alter < 55 Jahre, verheiratet, mit starken Anpassungsschwierigkeiten an die Infarkterkrankung). 2 Paare lehnten ab, 2 drop-outs kurz nach Beginn. Ko-Gruppe: 6 parallelisierte Pat. ohne Th. Gemessene Parameter: RR, Herzfrequenz, Gesamtcholesterin, Harnsäure. Angst- u. Depressionssubskalen des MMPI	Studientyp: II-1a

	Ziele: Beobachtung der Copingstrategien von Pat. und Ehefrau, des Ausmaßes von gegebener und erhaltener gegenseitiger Unterstützung (der Paare u. Gruppenteilnehmer), von phys. Veränderungen und der Langzeitanpassung und des klinischen Verlaufs zu Pat. ohne Gruppentherapie. Hilfe für beide Partner bei ihren Gefühlen und Problemen im Zusammenhang mit der Erkrankung. Gruppendesign: Getrennte Gruppen für Pat. und Partnerinnen. Je 10 Sitzungen zu je 75 Min. alle 2 Wochen ca. ½ Jahr. 2 männl. Therapeuten. Therapeutische Technik: Kurzzeit-Fokaltherapie. Unterstützung bei der Äußerung von Gefühlen und Problemlösungsversuchen, Ermutigung zur gegenseitigen Stützung. Arbeit mit aktuellen, nicht mit länger bestehenden Problemen. Therapeuten verwendeten meist eine modifizierte nicht-direktive Technik, waren aber auch immer wieder aktive Teilnehmer. Ergebnisse: Frauen in der Rolle der Überwacherin und Ernährerin, sie haben Angst, von den Männern etw. zu verlangen, sie zu beunruhigen, sind im Ausdruck sex. und aggressiver Gefühle gehemmt und leiden unter Schuldgefühlen. Gleich oder sogar mehr depressiv als die Männer. Können weniger offen ihre Gefühle äußern als die Pat., am ehesten Angst und Hilflosigkeit. „Bemutterung" d. Pat. ist ein häufiger Copingmechanismus, um mit der eigenen Unsicherheit fertigzuwerden. Sie vermeiden, an die Möglichkeit eines tödlichen Reinfarkts d. Mannes zu denken. Frauen beklagen, dass ihre Männer zu wenig Informationen mit ihnen teilen. Vom Therapeuten erwarten sie stärkere Führung und mehr Struktur als die Patienten. Hohe Anzahl an Absenzen, geringe Gruppenkohärenz. Größte Änderung durch MI: Männer sind Mittelpunkt der Familie, kontrollieren sie. Pat. und Partnerinnen fanden Gruppe hilfreich und unterstützend. Follow-up: Kein Reinfarkt o. Spitalsaufnahme in Th.-u. Ko-Gruppe. Von den 4 Nichtteilnehmern hatte 1 Pat. einen Reinfarkt, 1 einen Insult. Keine Änderung d. physiol. Parameter	
Hilbert GA (1993) **Family satisfaction and affect of men and their wives after myocardial infarction.** Heart Lung 22/3:200-205	Deskriptive Studie an 35 männl. MI-Pat. u. Ehefrauen während Spitalsphase über emot. Reaktion, die emot. Übereinstimmung, fam. Zufriedenheit u. Zusammenhänge zw. Zufriedenheit u. emot. Reaktionen. Instrumente: Family APGAR, Affects Balance Scale Ergebnisse: Beide erleben beträchtlichen emot. Di-	Studientyp: II-3

	stress. Große Übereinstimmung hinsichtlich pos. Affekten u. fam. Zufriedenheit. Pat. u. Partnerinnen, die länger verheiratet waren, zeigten größere fam. Zufriedenheit u. ältere Pat. berichteten mehr pos. Gefühle.	
Hilbert GA (1994) **Cardiac patients and spouses: family functioning and emotions.** Clin Nurs Res 3/3:243-252	Gleiche Studie wie: Hilbert, 1993 - andere Probandenzahlen: Untersucht wurde die Zufriedenheit mit der Familienfunktion und der Emotionalitä in einer Stichprobe von 66 MI- Patienten und ihren Partnern. KG nicht klinischer Paare. Untersuchungsinstrumente (für Patienten und Partner): Family APGAR; Affects Balance Scale Ergebnisse: * Im Vergleich zur KG beschrieben Patienten und ihre Partner höheren emotionalen Distress * Die Zufriedenheit in der Familie stand in Beziehung zu positiven Affekten für den Partner. * Paare mit niedrigerer Familienzufriedenheit haben ein größeres Distressrisiko.	Studientyp: II-2
Stern MJ, Pascale L (1979) **Psychosocial adaptation post-myocardial infarction: the spouse´s dilemma.** J Psychosom Res 23/1:83-87	Untersuchung an 38 Frauen von MI-Pat. zur Identifizierung von Faktoren für erhöhtes Risiko für psychosoz. Distress. Zeitpunkte: Während Spitalsphase u. 12 Mo danach (25 Partner) Instrumente: Zung Self-Rating Depresion Scale (SDS), Taylor Manifest Anxiety Scale (TMAS), Structured and Scaled Interview to Assess Maladjustment (SSIAM) Ergebnisse: 25% der Partner waren anfangs symptomatisch, 20% davon 1 a lang ängstlich/depressiv. Viele der symptomatischen Partner hatten vor dem Infarkt Eheschwierigkeiten (Eheschwierigkeiten: t=3,51; p< 0,01; Spannungen: t=3,35; p< 0,01 und Distress: t=2,43; p< 0,05 im Vergleich zu den asymptomatischen Partnern). Angst führte zu abnehmender Kommunikation nach der Erkrankung, zu übertriebener Sorge und Kontrollversuchen. Keine Korrelation zw. Patienten- u. Partnersymptomen, d.h ängstliche Pat. hatten keine ängstlichen Partner und umgekehrt. Bei ängstlichen Partnern waren die Pat. Verleugner. Partner von Verleugnern neigten dazu, wenn sie nicht ängstlich waren, selbst zu verleugnen.	Studientyp: II-Ib
Coyne JC, Smith DA (1991) **Couples coping with a myocardial infarction: a contextual perspective on wi-**	* Der Distress der Frauen stand in Beziehung zum Ausmaß des MI des Ehemannes, zum erlebten Erstkontakt mit dem medizinischen Personal und zur Zufriedenheit in der Ehe. * Der Distress der Frauen stand in Zusammenhang zur eigenen und patientenbezogenen Krankheits-	Studientyp: II-3

ves´distress. J Pers Soc Psychol 61/3:404-412	verarbeitung. So zeigte die Krankheitsverarbeitung „protective buffering" der Frauen eine positive Beziehung zum eigenen erlebten Distress.	
Coyne JC, Smith DA (1994) **Couples coping with a myocardial infarction: a contextual perspective on patient self-efficacy.** J Fam Psychol 8/1:43-54	Die Studie untersuchte die wahrgenommene Selbstwirksamkeit (Kontrollüberzeugung) bei Männern (Durchschnittsalter: 57,1 Jahre) 6 Monate nach akutem MI. Regressionsanalysen, um einzelne Modelle der Patienten-Selbstwirksamkeit in Relation zu Patienten und Partnerinnen-Charakteristika zu untersuchen. Vpen aus Michigan family heart study: 53 Paare (Männer mit MI, durchschnittlich 6 Monate vorher). <u>Instrumentarien</u>: Postalische Fragebogenerhebung: Michigan Family Heart Questionnaire u.a.; Semistrukturierte fokussierte Gruppendiskussionen <u>Ergebnisse</u>: * Die Selbstwirksamkeitsüberzeugung der Pat. korrelierte positiv mit dem Grad der Abhängigkeit von ihren Partnerinnen ($r=0,25$; $p< 0,05$). * Die Selbstwirksamkeitsüberzeugung der Pat. war größer, wenn die Ehefrauen eine höhere Kontrollüberzeugung hatten ($ß= -0,33$; $p< 0,05$), wenn sie mehr beschützend waren ($ß= 0,48$; $p<0,01$) und weniger überfürsorglich ($ß=-0,25$; $p<0,10$)	Studientyp: II-3
Nyamathi AM, Jacobi A, Constancia P, Ruvevich S (1992) **Coping and adjustment of spouses of critically ill patients with cardiac disease.** Heart Lung 21/2:160-166	Untersucht wurde die Beziehung zwischen Persönlichkeitsfaktoren, Coping, sozialem Netzwerk, Alter, Erziehung und emotionalem und physischem Distress bei 100 Partnern von kardialen Patienten. * Es ergaben sich Zusammenhänge zwischen -) positiven Persönlichkeitsfaktoren und problemfokussierter Verarbeitung -) negativen Persönlichkeitsfaktoren und emotionsfokussierter Verarbeitung -) Physischem und emotionalem Distress (pos. Zusammenhang) * Regressionsanalysen zeigten, dass die Variablen: Negative Persönlichkeitsfaktoren, emotionsfokussiertes Coping und Schulbildung 52% der Varianz des emotionalen Distress erklärten. * Die Autoren schließen, dass zukünftige Studien mit experimentellem Design notwendig sind, um den Einfluss dieser Faktoren auf den Gesundheitsstatus und das Coping von Partnern genauer evaluieren zu können.	Studientyp: II-3
Ebbesen LS, Guyatt GH, Mc Cartney N, Oldridge NB (1990) **Measuring quality of life in cardiac spouses.**	Erstellung eines Fragebogens zur Messung d. LQ von Partnern von MI-Pat. (Quality of Life Questionnaire for Cardiac Spouses (QL-CS). 42 Partner (39 f, 3m, davon 3 f ohne follow-up), 1-2 Wo n. Spitalsentlassung d. Pat. u. 8 Wo später. Die LQ-Messungen für Partner (QL-SP) wurden	Studientyp: Fragebogen-Erstellung

J Clin Epidemiol 43/5:481-487	kategorisiert in emotionale Funktionsdimensionen (EFD) und physisch, soziale Funktionsdimensionen (PSFD). Die LQ erhöhte sich zwischen den Messungen hinsichtlich der Dimensionen EFD: t=5,56; p<0,001 und PSFD: t=6,11; p<0,001. Nur Ergebnisse zur Reliabilität. Keine Geschlechtertrennung (nur 3 Männer) Die Autoren folgern, dass sich der Quality of Life Questionnaire for Cardiac Spouses als valide und nützlich in der Erhebung klinischer und wiss. Interventionsstrategien erweist.	
Titscher G, Göbel-Bohrn U, Schöppl C (in Vorb.) **Partnerschaft und koronare Herzkrankheit - Die Frau des Koronarkranken**	61 männliche Koronarpat. (KH-Dauer > 6 Mo) und 46 Partnerinnen. Ko-Gruppe 48 Nicht-KHK-Paare Untersucht wurden die Bereiche: Partnerschaft (Family Assesment Measure FAM); Probleme in der Partnerschaft (Problemliste PL); Veränderung der Partnerschaft (Semistrukturiertes Interview); Reaktion auf die Erkrankung (Reaktions- und Wunschreaktionsfragebogen); Verleugnungstendenz (Verleugnungsfragebogen); Ängstlichkeit (STAI); Persönlichkeit (FPI); Beschwerden (Gießener Beschwerdebogen GBB). Somatische Patientendaten (Symptomatik, Ergometrie, Linksventrikelfunktion, Infarktanamnese) Ergebnisse: * Die Frauen von Koronarpatienten sind einer physischen und psychischen Belastung ausgesetzt, die beinahe der ihrer kranken Partner gleichkommt: * Ähnlich wie bei Pat., stellte die Verleugnung bei den Partnerinnen einen wesentlichen Copingmechanismus dar. Die Hälfte der Frauen leugnete die Konsequenzen aus der Krankheit des Mannes. * Ein wichtiges Thema für die Partnerinnen war die Frage nach der Schuld für die Erkrankung * Sign. Unterschiede im Vergleich zur KG auch bzgl. Körperbeschwerden u. der Partnerreaktion auf Krankheit des Mannes, abhängig vom Schweregrad der KHK. Im Gruppenvergleich hatten sie, nach ihren Männern die höchsten Werte für Erschöpfung, Herzbeschwerden und Beschwerdedruck. Krankheiten die nach der Erkrankung des Mannes aufgetreten sind: Hypertonie, somatoforme Herzbeschwerden, Schlafstörungen, Magen-Darm- und orthopädische Beschwerden. Deutlich mehr Partnerinnen erleben diese Verschlechterung im körperlichen Bereich als seelisch bedingt. * Hilflosigkeit, Leistungsschwäche und die Einschränkung des Patienten, sowie die Chronizität des Leidens, die der Betroffene meist als sehr belastend erlebt, wurden von der Partnerin oftmals ver-	Studientyp: II-2

	neint. * Tendenziell erleben die Partnerinnen ihre Reaktion auf die Erkrankung des Mannes hilfloser und stärker mitleidend als das von den Männern wahrgenommen wird.	
Jordan J (1991) **Zum Erleben und zur psychischen Bewältigung medizinischer Technologie am Beispiel der percutanen transluminalen Angioplastie.** VAS, Frankfurt Main	Untersucht wurden 148 PatientInnen (11,2% weiblich; 88,8% männlich) und 102 PartnerInnen. (Keine KG) Messinstrumente und Messzeitpunkte: Fragebögen für Pat.: 1 Tag nach stationärer Aufnahme: Gießen-Test und Fragebogen zur Erfassung der beruflichen und familiären Situation der PatientInnen (109 Fragen zu wichtigen soziologischen Daten, konkreter beruflicher Tätigkeit und verbundenen Belastungen, Aspekte des Gesundheitsverhaltens, Freizeitbereich, allg. Aspekte des Verhaltens und Erlebens hinsichtlich des Umgangs mit Stress und Ärger, Fragen zum Familienleben) 1 Tag vor der TCA: Fragebogen für Pat. zur Erfassung der Copingmechanismen und Multipler Stimmungsfragebogen sowie Unstrukturiertes Interview (zw.15-180 Minuten). 1 Tag nach TCA: Copingfragebogen und MSF sowie Nachgespräch Die PartnerInnen erhielten einen 53 Fragen umfassenden Fragebogen (zum Gesundheitsverhalten, Umgang mit Arbeit und Arbeitsbelastungen und allg. Eigenschaften des Patienten und Fragen zum Familienleben und zur Person des Partners) postalisch zugesandt. Katamnestische Erhebung: 15 Monate später * Koronarkranke Frauen haben es aufgrund der Rollenteilung und der starren Fixierung auf die Rollen sehr viel schwerer mit der KH zu leben und finden meist nicht die erwünschte Unterstützung von ihren Ehepartnern. Die Ehefrauen der koronarkranken Männer übernehmen erwartungsgemäß die pflegende Position jedoch sehr bald und einfach. <u>Ergebnisse hinsichtlich Partnerschaft</u>: * Partnerinnen der KHK-Männer: -) Bagatellisieren das Risikoverhalten der Ehemänner -) Zeigen eine differente Wahrnehmung hinsichtlich der wichtigen Risikofaktoren Nikotin und Alkohol (im Vergleich zum Patienten) -) Zeigen erhebliche psychische und physische Belastungen durch die Erkrankung des Mannes (35% klagen über Kopfschmerz; 25% klagen über Kreislaufbeschwerden) -) Wünschen sich von den Ärzten wesentlich mehr Informationen 1: zur körperlichen Belastbarkeit; 2:	Studientyp:II-1b

	zum Autofahren; 3: zur Diät; 4: zur Sexualität -) Sehen ihre Männer als belastbarer, in ihrem Sozialverhalten autonomer sowie abgrenzungsfähiger und weniger ängstlich als diese sich selbst (Rollenzuschreibungen der Frauen an ihre KHK-Männer). Da die Männer sich in den anderen Kategorien ebenfalls als sehr belastungsfähig und leistungsorientiert sehen, ist diese Rollenfixierung der Ehefrauen im Sinne von „Co-Infarktlerinnen" hinsichtlich einer psych. Veränderung des Pat. sehr hinderlich. * Die Befragung der beiden Partner zeigt eine Harmonisierung und Idealisierung des Familienlebens: Beide Partner scheinen seit der TCA häufiger gemeinsame Dinge zu unternehmen. Konflikte um Sexualität, Urlaub, etc. werden in großer Übereinstimmung verneint. * Zusammenhänge zwischen beruflichen und familiären Belastungen: -) Männer mit vielen Überstunden schildern deutlich seltener positive Familienverhältnisse (-,4107*) -) Eine hohe Zahl von Life-Events korreliert mit einer negativen Schilderung der Familiensituation (-,3146*)	
Hentinen M (1983) **Need for instruction and support of the wives of patients with myocardial infarction.** J Adv Nurs 8:519-524	FB-Untersuchung bei 59 Frauen v. MI-Pat. Inadäquate Betreuung während Post-Hospitalphase, fehlende Info.Unterstützung kommt hauptsächlich von Verwandten. 1/3 gibt SS von Pflegepersonal an. 1/5 gibt an, überhaupt keine Unterstützung erhalten zu haben. Viele Frauen berichten über Müdigkeit u. Schlaflosigkeit, 32% suchen Hausarzt in Zeit nach MI auf.	
Thompson DR, Cordle CJ (1988) **Support of wives of myocardial infarction patients.** J Adv Nurs 13/2:223-228	76 Frauen von Erst-MI-Patienten wurden mittels postalisch versandten Fragebogen hinsichtlich ihrer Gefühle und Erfahrungen/Kenntnisse betreffend MI des Mannes, 6 Wochen nach Spitalsentlassung, befragt. * Hinsichtlich der Routinebehandlung während der Hospitalisierung des Mannes berichtete ein Großteil der Frauen über psychischen und physischen Stress, Nachlassen der Libido (55%), Palpitationen (26%). 67% berichteten hohe Angstwerte und 37% berichteten versch. depressive Symptome, alle hatten Angst vor einem neuerlichen MI des Mannes, 74% machten sich Sorgen über ihre Fähigkeiten, das Ereignis bewältigen zu können. 47% berichteten, dass der MI des Mannes sie näher zusammengebracht habe. * Die Mehrheit der Frauen fühlte sich zu wenig über den MI des Mannes informiert. Sie gaben an,	Studientyp: II-3

	zu wenig Gelegenheit gehabt zu haben um mit Experten sprechen zu können. Nur 21% gaben an, genug über Herzattacken zu wissen; 63% fühlten, zu wenig Unterstützung durch das medizinische Personal gehabt zu haben. Den größten Anteil an Unterstützung erhielten sie aus der Verwandtschaft.	
Bardé B, Jordan J (1999) **Psychodynamische Beiträge zu Ätiologie, Verlauf und Psychotherapie der koronaren Herzkrankheit.** Expertise zur Statuskonferenz "Psychokardiologie", Frankfurt	Kritische Literaturübersicht	Studientyp III
Sackett DL, Anderson GD, Milner R, Feinleib M, Kannel WB (1975) **Concordance for coronary risk factors among spouses.** Circulation 52:589-595	Daten aus Framingham- Studie; Epidemiologische Studie; Längsschnittuntersuchung mit prospektivem Design. Bedeutung der Partnerschaft für die KH- Prognose im Sinne übereinstimmender Risikofaktoren der Ehepartner. Zur Untersuchung herangenommene Daten: Systolischer und diastolischer Blutdruck, Serum- Cholesterin, Triglyceride, blutzucker, Harnsäure, Gewicht, vitale Kapazität und Rauchen. Die Ergebnisse zeigen, dass die Ehepaar- Übereinstimmung über eine 12- Jahresperiode nicht ansteigt - die Autoren schließen, dass eine Übereinstimmung nicht aufgrund Umweltfaktoren resultiert, sondern aus der Heirat ähnlicher Menschen; Paare, die zu Beginn gleich waren, hatten höhere überlebensraten zu späteren Unt.zeitpunkten, während zu Beginn nicht-übereinstimmende Paare eine Tendenz zum Tod eines Ehepartners zeigten.	EBM: I Teil d. Framingham-Studie
Wood DA, Roberts TL, Campbell M (1997) **Women married to men with myocardial infarction are at increased risk of coronary heart disease.** J Cardiovasc Risk 4/1:7-11	Ziel: Die Prävalenz für KHK beim weiblichen Partner von MI-Patienten festzustellen. 117 Männer mit akutem MI (unter 65 Jahren) nach drei Monaten, ihre 89 weiblichen Partner und eine weibliche,gesunde, altersgewichtete Kontrollgruppe von 133 Personen aus der Allgemeinpopulation wurden einander gegenübergestellt. * Verglichen mit der KG gab es Gemeinsamkeiten hinsichtlich: Body mass index, diastolischem Blutdruck und Cholesterin in der weiblichen VG (=Partnerinnen von MI-Patienten). * Frauen mit Männern nach akutem MI zeigen eine größere Häufigkeit an KHK-Risikofaktoren auf. * Der gemeinsame Familienlebensstil ergibt für beide Erwachsene ein erhöhtes Risiko für eine KHK.	EBM: II Kontr. Querschnittsuntersuchung
Knutsen SF, Knutsen R (1990)	Epidemiologische (2.Tromso) Studie. Zwischen 1979-1980 wurden 16 621 Personen (20-54 Jahre)	EBM: II Kontr. epi-

Wives of coronary high-risk-men--are they also at higher risk? The Tromso Heart Study. J Intern Med 228/4:333-337	in die Studie aufgenommen: davon wurden 1373 Hochrisikopatienten (=HDL/Ges.Chol < 17,6% u/o Ges. Chol. > 7,86 mmol/l) identifiziert; 911 dieser Männer hatten Frauen, die ebenfalls gescreent wurden. Die Daten der Partnerinnen wurden Daten von 4271 altersgleichen, verheirateten Frauen in der Restpopulation (=KG) gegenübergestellt. * Frauen von Männern mit KHK-Hochrisiko unterscheiden sich signifikant von Partnerinnen anderer Männer hinsichtlich: Serumlipidwerten; Body mass index; koronarem Risikoscore, Anteil täglicher Zigarettenraucherinnen und hins. Essgewohnheiten. * D.h., Mitglieder desselben Haushaltes wie KHK-Hochrisikopersonen, besitzen ebenfalls ein erhöhtes Risiko, das v.a. durch den beteiligten Lebensstil verursacht ist.	dem Querschnittsstudie Teil d. Tromso-Heart-Studie
Ten Kate LP, Boman H, Daiger SP, Motulsky AG (1984) **Increased frequency of coronary heart disease in relatives of wives of myocardial infarct survivors: assortative mating for lifestyle and risk factors?** Am J Cardiol 53/4:399-403	Untersucht wurde die Häufigkeit von MI und KHK bei Verwandten 1.Grades von 126 Frauen von MI-Patienten, verglichen mit den Verwandten 1.Grades bei 126 nach Alter gewichteten Kontrollpersonen. * Gleiche Häufigkeit von MI und KHK bei den Verwandten 1. Grades der Frau wie bei denen des Patienten. * Verglichen mit den Verwandten der KG war das Risiko der VG 2x höher für MI und 1,6x höher für KHK. (MI:KG: Pat.: RR=2,11; Chi-Quadrat=12,2; p< 0,001 Partner: RR=1,98; Chi-Quadrat=10,9; p< 0,001; KHK.KG: Pat.: RR=1,69; Chi-Quadrat=6,4; p=0,01; Partner: RR=1,65; Chi-Quadrat= 7,8; p=0,005) * Autorenerklärung: Die Partnerwahl erfolgt nach Kriterien gleicher Lebensstile und psychosozialer Risikofaktoren	Studientyp: II-2
Schwartz-Kraft B (1993) **Bedeutung der Paarbeziehung von Koronarpatienten für Entstehung und Verlauf der Krankheit.** VAS, Frankfurt	Fragestellungen: * Übereinstimmung der Selbst- und Fremdwahrnehmung von TCA-Pat. und ihrer Ehefrauen bzgl. Gesundheitsverhalten des Pat., Persönlichkeitsmerkmalen des Pat., der Auswirkung der KHK auf Familienleben und Partnerschaft. * Psychosomatische Erkrankungen der Ehefrauen zum TCA- Zeitpunkt. * Paardynamische Bewältigungsmuster * Persönlichkeitsmerkmale oder Verhaltensweisen der Ehefrauen Methodik und Statistik: Feldstudie mit hypothesengenerierendem Charakter; Unstrukturierte Interviews, Fragebogen (von Giernat, 87) Daten auf Ordinal- und Nominalskalenniveau - deskriptive, explorative Statistik; keine Vergleichsgruppe aus	Studientyp: II-3 TCA = transluminale Koronarangioplastie

	der Normalpopulation, daher: schwierig zu bewerten, ob Ergebnisse typisch für Koronarpaare sind. Stichprobe: 75 Partnerinnen von TCA-Pat. (74 verh., 1 getrennt lebend Ablauf: Interview 1 Tag vor TCA; Kontakt mit Pat. 1 Tag nach TCA: Befinden und Zukunftsvorstellungen Ergebnisse aus den Fragebogenerhebungen: * Die Partnerinnen reagieren mit Angst, Unklarheit über Genese der KH (bei beiden), erhöhtem Informationsbedürfnis hinsichtlich körperlicher Belastbarkeit, Autofahren, Diät, Sexualität des Pat. und mit Abnahme der Sexualität. * Der Vergleich der Selbst- und Fremdwahrnehmung der Paare ergibt hohe Übereinstimmung in der Einschätzung der v.a. psychisch lokalisierten Arbeitsbelastung und Einschätzung der Persönlichkeitsmerkmale des Pat. wie Zwanghaftigkeit und Abgrenzungsschwierigkeiten. * Trend zur gemeinsamen Verleugnung von Konflikten in Partnerschaft und Familie. Beide Partner spielen sozial unerwünschte Persönlichkeitsmerkmale des KHK-Pat. wie Stimmungslabilität, Depressivität und Ängstlichkeit herab. Ehefrauen zeigen eine noch größere Tendenz zum Verleugnen, da sie die sozial unerwünschten Eigenschaften, die sich die Pat. eher zugestehen, nicht wahrnehmen. Auch Überforderungstendenzen werden von den Ehefrauen geleugnet. Zusammenfassende Betrachtung der Fallbeispiele: *Die Pat. zeigen ein niedriges Angstniveau und eine Abspaltung von Angst und Trauer. *Die Ehefrauen können insgesamt ihre Angst etwas mehr ausdrücken. *Die Gefahr der Herzerkrankung wird von beiden Partnern realistisch eingeschätzt, die Sorge darüber wird von fast allen Paaren bagatellisiert. Die TCA-Pat. zeigen in den Interviews eher misstrauische und kontrollierende Züge, die Ehefrauen verhalten sich brav und angepasst - im Verhalten mehr reagierend als agierend.	
Burke RJ, Weir T, Duwors RE (1979) **Type A behavior of administrators and wifes: Report of marital satisfaction and well-being.** J Appl Psychol 64/1:57-65	TAVM geht einher mit geringeren ehelichen Interaktionen, mehr Meinungsverschiedenheiten, geringerer ehelicher Zufriedenheit. Partner zeigen Zeichen von Depression, Angst und Schuld.	Studientyp: III

Delon M (1996) **The patient in the** **CCU waiting room:** **in-hospital treatment** **of the cardiac spouse.** In: Allen R, Scheidt S: Heart & Mind. Am Psychol Ass. 421-432	Darstellung der typischen Krise des "cardiac spouse" während der Akutphase u. Aufgaben d. CCU-social workers. Die Rolle eines social workers wird verstanden als Vermittler zwischen dem CCU-Personal und den Angehörigen, z.b. bei Agieren oder inadäquaten Ärger d. Partners. Diskutiert werden die Übernahme neuer Rollen für den Partner, vorbestehende Eheprobleme, Schuldgefühle, Ärger, Ressourcen zur Situationsbewältigung, social support u. antizipatorische Trauerarbeit.	Studientyp: III
Stillwell SB (1984) **Importance of visiting** **needs as perceived by** **family members of** **patients in the inten-** **sive care unit.** Heart & Lung 13:238-242	Studie über Pat. an Intensivstation; Keine Angaben über spezif. Diagnosen. Explorative Studie, um den Zusammenhang zwischen der Bedeutsamkeit der Patientenbesuche von Angehörigen in Verbindung mit anderen psychosozialen Variablen (z.B.: Alter, sozioökonomischer Status, Beziehung zum Partner, Patientendiagnose, usw.) zu erheben. 30 Familienangehörige (Durchschnittsalter: 41,7 Jahre; 22 Frauen; 8 Männer) wurden noch während des Patientenaufenthaltes auf der Intensivstation befragt (Angehörige, die den Pat. während seiner ersten 36 Stunden Aufenthaltsdauer zum ersten Mal besuchten, wurden eingeschlossen). <u>Instrumentarien:</u> Molter Fragerbogen; Hollingshead four factor index of social status <u>Ergebnisse:</u> • Es gab keine sign. Unterschiede bei Besuchsbedürfnissen hinsichtlich versch. psychosozialer Daten (Religion und Kirchenzugehörigkeit, sozioökonomischer Status, soziale Unterstützung). • Sign. Zusammenhang zwischen der, vom Angehörigen wahrgenommenen körperlichen Kondition des Pat. und dem Bedürfnis „den Pat. häufig zu sehen" ($r=0,63$; $p<0,05$). • Für männliche Angehörige war das Bedürfnis „Besuchszeiten gleich zu Beginn" zu haben, wichtiger als für Frauen (Wilcoxon: $p=0,01$). • Die Bedürfnisse nach variablen Besuchszeiten und Privatsphäre während des Besuches, stiegen mit dem Alter der Angehörigen an. Nicht so wichtig war den Angehörigen „einführende Erklärungen über die Geräte an der Intensivstation zu erhalten" (> 50%) und „eine zweite Person beim Patientenbesuch dabeizuhaben" (93%).	Studientyp: II-3
Leske JS (1986) **Needs of relatives of** **critically ill patients: a** **follow-up.**	Untersucht wurden die Bedürfnisse der Familienangehörigen kritisch kranker Patienten. Die in Frage kommenden Patienten wurden vom Pflegepersonal hinsichtlich festgelegter Einschluss-	Studientyp: II-3

Heart & Lung 15:189-193	kriterien benannt. 20 männliche und 35 weibliche erwachsene Angehörige von 20 Patienten (14 männl.; 6 weibl.; 2 Pat. mit MI; 4 Pat. mit Schussverletzungen; 9 Verkehrsunfall-Pat.; 3 Pat. mit Suizidversuch; 1 Gewaltopfer) wurden interviewt, noch während des Aufenthaltes der Pat. an der Intensivstation. Instrumente: Abgeänderter Fragebogen hins. Bedürfnisse der Angehörigen von Molter (CCFNI) Ergebnisse: Die wichtigsten Bedürfnisse waren: * zu fühlen, dass es Hoffnung gibt; Fragen ehrlich beantwortet zu bekommen; die Prognose des Pat. zu wissen; spezifische Faktoren hinsichtlich des Fortschreitens der Erkrankung bzw. Behandlung zu erfahren; laienverständliche Erklärungen zu erhalten; informiert zu werden, wenn es zu Befindensänderungen des Pat. kommt.	
Doherty ES, Power PW (1990) **Identifying the needs of coronary patient wife-caregivers: implications for social workers.** Health Soc Work 15/4:291-299	93 Ehefrauen von koronarkranken Männern wurden über ihre Bedürfnisse im Zusammenhang mit der Erkrankung des Mannes mittels postalisch versandtem Fragebogen schriftlich befragt. * Es existieren starke Bedürfnisse auf allen drei Gebieten von Information, Prävention und Unterstützungsprogrammen.	Studientyp: II-3
Gallant G (1990) **Phenomenology of stress in myocardial infarction patients and their spouses: nursing perspective.** Can J Cardiovasc Nurs 1/5:8-14	Phänomenologische Beschreibung der Frage nach Stressquellen für MI-Pat. und deren Frauen. Antworten: Die Krankheit selbst; Fehlen von Instruktionen und social support.	Studientyp: III
Rankin SH (1992) **Psychosocial adjustments of coronary artery disease patients and their spouses: nursing implications.** Nurs Clin North Am 27/1:271-284	Eine effektive pflegende Betreuung von KHK- Patienten ist abhängig von der Beachtung jener Faktoren, die die psychosoziale Anpassung an die Erkrankung beeinflussen. In diesem Zusammenhang ist auch dem Partner des Patienten mehr Aufmerksamkeit zu widmen. * Partner von KHK- Patienten benötigen spezielle Aufmerksamkeit, um das kardiale Ereignis erfolgreich bewältigen zu können. * Pflegende Partner zeigen vermehrte Befindlichkeitsbeeinträchtigungen, weniger Zufriedenheit mit der Ehe und Familie und geringere soziale Unterstützung als die Patienten selbst.	Studientyp: III
Marsland CP, Logan RL (1984) **Coronary care and rehabilitation: patient and spouse responses.**	Untersucht wurden die Einstellungen und Bewertungen von 33 MI-Patienten und ihren Partnern hinsichtlich des Managements während und nach MI. * Erhebungsinstrumente: Interview und Fragebögen	Studientyp: II

N Z Med J 27/97/758:406-408	* Die Bedürfnisse von Patienten und Partnern änderten sich zwischen der Zeit der aktiven Erkrankung und der Genesung und unterschieden sich auch in der Häufigkeit. * Der Wunsch nach mehr Information im Spital und nach der Entlassung wurde hervorgehoben. * Die wahrgenommene Informantenrolle der Schwestern unterschied sich von denen der Ärzte * Das Rehab-Programm hilft Patient und Familie hinsichtlich Coping mit emotionalem Stress während der frühen Rekonvaleszenz.	
Thompson DR, Ersser SJ, Webster RA (1995) **The experience of patients and their partners 1 month after a heart attack.** J Adv Nurs 22/4:707-714	Erhoben wurden Erfahrungsmuster von 20 Patienten und ihren Partnern, 1 Monat nach einer ersten Herzattacke. Ein interpretativ deskriptives Untersuchungsdesign wurde verwendet, um die Krankheitserfahrungen der Patienten und deren Auswirkungen auf die Partner zu untersuchen. Es wurden halbstrukturierte Interviews mit den Studienteilnehmern durchgeführt und eine qualitative Datenanalyse durchgeführt, die 6 große Kategorien ergab. 1.: Erwartungen hinsichtlich Ratschlägen und Informationen; 2.: Gefühle, betreffend die Zukunft; 3.: Reaktionen des Partners; 4.: Herunterspielen der Bedeutung der Herzattacke; 5.: Wünsche, zur Normalität zurückzukehren; 6.: Auswirkungen auf die Paarbeziehung. Die Ergebnisse werden in Beziehung zur Literatur und anderen empirischen Untersuchungen diskutiert. Die Ergebnisse der Untersuchung haben Auswirkungen auf die Arbeit der Krankenschwestern, v.a. hinsichtlich möglicher Wege einer besseren Unterstützung für Patienten und Partner während der frühen Rekonvaleszenz.	Studientyp: II-3
Moser DK, Dracup KA, Marsden C (1993) **Needs of recovering cardiac patients and their spouses: compared views.** Int J Nurs Stud 30/2:105-114	Untersucht wurden die selbstwahrgenommenen Bedürfnisse von 49 Paaren (82% d. Pat. männlich), 5 Monate nach Spitalsentlassung nach akutem kardialem Ereignis (MI, PTCA oder ACBP). Instrument: Needs assessment instrument für die Studie erstellt (Liste von 25 Bedürfnissen) * Bei Pat. u. Partner stand das Bedürfnis nach Information an erster Stelle. * Bedürfnisunterschiede: -) Partnerbedürfnisse: Information über die Emotionen der Patienten während der Rekonvaleszenz; Zeit, um für sich alleine sein zu können; Gespräche mit dem Patienten über Sorgen; Information über die erwartete psychische Genesung -) Patientenbedürfnisse: Informationen über die physische Kondition; Ehr-	Studientyp: II-3

	liche Erklärungen; mit dem Arzt über die Probleme reden können (t-Tests; p< 0,005) *D.h. bei Beiden besteht das Bedürfnis nach Information. Der Info-Typ ist jedoch ein anderer. *In den meisten Fällen waren die Bedürfnisse von den Ärzten und Schwestern nicht abgedeckt worden.	
Newens A, Bond S, Mc Coll E (1995) **The experience of women during their parners´hospital stay after MI.** Nurs Stand 10/6:27-29	Strukturiertes Interview bei 159 Frauen mit Männern nach MI, 129 davon zus. Fragebogen nach 3 Wo. Ergebnisse: ¼ d. Frauen wurde von Schwestern über Diät aufgeklärt, 24% über Bewegung, 11% über Arbeitsfähigkeit. 31% wurden allgemein über Lebensstil informiert. Frauen, die ängstlich und depressiv sind, wird weniger Information angeboten.	Studientyp: II-1b

3.4. Beziehungsaspekte der Partnerschaft Koronarkranker

3.4.1. Paardynamik und KHK

In diesem Abschnitt werden Beziehungsmuster und paardynamische Befunde behandelt, die bei Koronarpaaren beschrieben wurden. Wie in den bisherigen Kapiteln sind Paare mit koronarkranken Männern und ihren Ehefrauen gemeint, wobei in den meisten Studien Postinfarktpatienten untersucht wurden. Alle den Verfassern bekannten Untersuchungen wurden retrospektiv durchgeführt. Unseres Wissens existieren keine prospektiven Paar-Studien von noch nicht Koronarkranken. Die wichtige Frage nach einer eventuellen Risiko-Partnerschaft kann demnach zurzeit nicht beantwortet werden.

Ziegeler (1982) beschreibt als Ergebnis einer Untersuchung mit halbstrukturiertem Interview an 50 MI-Patienten (30-55 Jahre, mindestens ein Jahr nach dem Infarkt), ihren Ehefrauen und Ärzten 4 Grundmuster der Ehepaarbeziehung: Die partnerschaftliche Ehe, distanzierte Ehe, harmonische Ehe und konflikthafte Ehe. 17 der 50 Paare wiesen das Muster der "partnerschaftlichen Ehe" auf. Damit ist nicht eine Auflösung des traditionellen Rollenverständnisses gemeint, sondern die Ehemänner versuchen sich in den Mittelpunkt des familiären Geschehens zu stellen, wobei die Frauen sie in dieser formalen Dominanz unterstützen, dabei aber oftmals die "heimliche Klammer des Familienlebens" bilden. Beide verstehen sich als gemeinsam verantwortliche Partner, die im bisherigen Leben eine Reihe von gemeinsam erarbeiteten Leistungen erbracht haben. Affektive Solidarität und Zuneigung haben dabei ermöglicht, ein eher offenes Familiensystem zu etablieren, in dem Konflikt, Dissens, neue Themen und Probleme flexibel aufgenommen werden und offen über sie kommuniziert wird.

14 Paare wurden dem Grundmuster der "distanzierten Ehe" zugeordnet. Eine Beziehung, die durch Distanz und Routine gekennzeichnet ist. Es herrscht ein stabiles Gleichgewicht mit dem Hintergrund einer fest gefügten Rollenverteilung, klar voneinander abgegrenzter Außenkontakte und Freizeitaktiviten. Diese Ehen geben das Bild einer Versorgungsgemeinschaft ab, deren zentrale Familienthemen sozialer Aufstieg, Erwerb von materiellen Gütern, Bau eines Hauses und Stabilisierung des beruflichen Bereiches sind. Die Ehepartner haben dieselben Orientierungen und dieselben Ansprüche aneinander und es besteht ein großes Maß an Zufriedenheit, was Konflikte, v.a. Machtspiele, nicht ausschließt. Als Beispiele dienen die miteinander konkurrierende Fähigkeit, Krankheiten zu ertragen, ihnen nicht nachzugeben, bzw. alleine damit fertig zu werden, ebenso wie der Anspruch, genau so leistungsfähig sein zu können wie der Ehepartner. 9 von den 50 Paaren boten das Bild einer "*harmonischen Ehe*". Diese ist auf den ersten Blick der "partnerschaftlichen Ehe" ähnlich, in der beide Partner viele gemeinsame Interessen teilen, eine "gerechte" Rollenverteilung erreicht haben und

ein intensives Familienleben gestalten. Bei genauerer Betrachtung dominiert die Ehefrau, indem sie mit Verständnis, Anteilnahme und Opferbereitschaft ihren Ehemann versorgt, ihn damit aber gleichzeitig kontrolliert. Die von beiden nach außen demonstrierte Harmonie und das hohe Maß an familiärem Zusammenhalt erweisen sich als wechselseitige Abhängigkeit: Über emotionale Nähe würden die gegenseitigen Ansprüche angemeldet, wobei aber eine individuelle Bedürfnisäußerung und -befriedigung nicht gestattet werden kann. Auftretende Konflikte können nicht offen ausgetragen, oft nicht einmal registriert werden, sondern müssen mit der Norm des harmonischen Verstehens unter Kontrolle gehalten werden.

7 Paare wiesen das Muster einer *"konflikthaften Ehe"* auf. Hier gibt es schon vor Ausbruch der Krankheit eine Situation von Dominanz- und Enttäuschungskonflikten. Es kommt zu häufigen Auseinandersetzungen über die normativen Ansprüche des Ehemannes in Bezug auf Budgetverhalten, Kindererziehung, Außenkontakte etc., die im Laufe der Zeit zu einer sich verhärtenden Front zwischen beiden Ehepartnern beigetragen haben. Beide verteidigen jeweilige Funktionsbereiche gegeneinander und haben klar voneinander abgegrenzte Freizeitaktivitäten. Die Mehrheit der Frauen legt Wert auf eigene Berufstätigkeit, was sie auch dazu benützen, um ihrem kontrollierenden Ehemann aus dem Weg zu gehen und ihn in seinen Ansprüchen latent zu boykottieren. Über ihre emotionale Nähe zu den Kindern wird der Ehemann oftmals innerhalb der Familie isoliert. *Ziegeler* sieht die beschrieben Ehemuster als Formen kollektiver Bewältigungsversuche, den Herzinfarkt auf sinnvolle Art in den sozialen Lebenszusammenhang langfristig und dauerhaft zu integrieren. Im klinischen Umgang mit Herzinfarktpaaren bewährt sich diese Einteilung und erleichtert als theoretischer Hintergrund das Verständnis von dynamischen Prozessen bei Paargesprächen.

Einen Bericht über Interviews und systemisch-therapeutische Kontakte mit 20 Paaren, von denen der Ehemann wegen Infarkts hospitalisiert war, verfasste *Carter* (1984). Der Schwerpunkt liegt auf interaktionalen Prozessen in der Familie. Er beschreibt einen phasenhaften Verlauf der familiären Reaktion in Abhängigkeit vom Krankheitsstadium. Im Anschluss an die Spitalsphase bezeichnet er zwei Hauptfaktoren als wesentlich für die Entwicklung des Anpassungsprozesses, die Arbeitswiederaufnahme und das Konfliktlösungspotential in der Familie und beschreibt 4 Möglichkeiten:

a)   *Keine Arbeitswiederaufnahme – konflikthaftes System*: Bestehende Partnerkonflikte werden zentral. Der Patient erhält geringe Unterstützung durch Desorganisation in der Familie, er kann der körperlichen Erholung wenig Beachtung schenken. Es kommt eventuell zur Scheidung. Indikation zur Paar- oder Familientherapie.

b)   *Arbeitswiederaufnahme – konflikthaftes System*: Hoher Angstlevel. Unterstützung ist vorhanden, aber durch Konflikte und Angst verringert. Die Situation bietet eine Chance zur Bearbeitung lang anstehender Konflikte.

c) *Keine Arbeitswiederaufnahme – nicht konflikthaftes System*: Reorganisation wird notwendig, eine neue Rollenaufteilung entsteht. Die Krankheit bleibt zentrales Thema der Partnerschaft. Änderung des Lebensstils und der –ziele. Die Schuldfrage für die Erkrankung wird unter den Partnern wichtig. Der Patient wird in dieser Konstellation häufig depressiv. Nicht ausgedrückter Ärger der Partnerin.

d) *Arbeitswiederaufnahme – nicht konflikthaftes System*: Wiederaufnahme des vorbestehenden Familiensystems; mögliche Veränderungen dienen der Sicherung des Gesundheitszustands des Patienten. Eine reaktive Depression bei Patient und Partner ist eher von kurzer Dauer.

Einen wichtigen Beitrag über Zusammenhänge zwischen Paardynamik und Krankheitsverarbeitungsprozessen bei KHK leistete *Biskup* (1982). Dabei befasste er sich auch ausführlich mit dem Identitätsbegriff. Der Herzinfarkt bedeute eine massive Änderung des Körperbildes und damit eine Bedrohung der bisherigen Identität und des Beziehungsgefüges, speziell der Partnerschaft. Die Verarbeitung einer chronischen KH erfordere eine Umstrukturierung der psychosozialen Identität, da die bisherige Anpassung an die Lebensumstände, die eingespielten Copingmechanismen angesichts der eingeschränkten Möglichkeiten nicht mehr adäquat seien.

50 KHK-Patienten und Ehepartnerinnen wurden während eines Rehabilitationsaufenthaltes mittels halbstandardisiertem Interview und Fragebogen hinsichtlich ihrer psychosozialen Situation untersucht. Es stellte sich eine starke Abhängigkeit der individuellen Verarbeitung von den Wahrnehmungen und Einstellungen des Ehepartners heraus. Extrem hohe Übereinstimmungen wurden in den Einschätzungen der Ehepartner bezüglich der Verarbeitungsvariablen "Leugnung" bzw. "Klagsamkeit" gefunden.

Die Ergebnisse der Studie zeigen, dass 23 % der Patienten, die sog. "Verleugner", die Dauerhaftigkeit der Krankheit oder die krankheitsbedingten Einschränkungen nicht wahrhaben wollten. Die Ehepartner der verleugnenden Patienten leugneten in gleicher Weise wie die Patienten selbst, und die Partner der klagsamen Patienten sahen diese ebenfalls vielfältig eingeschränkt und schränkten sie weiterhin ein. Diese extreme Übereinstimmung bedeute eine starke Fixierung der jeweiligen Position: Die Partner ließen sich gegenseitig kaum Entwicklungsspielräume.

Besonders die Verleugner wurden von ihrem Partner stark in der dominanten Position fixiert, was darauf hinweist, dass für diese Paarbeziehungen eine Rollenaufteilung dominanter Mann - gefügige Frau sehr wichtig war. Der Patient hatte auch von der Partnerin den "Auftrag", die dominante Position aufrechtzuerhalten. Hinzu kommt, dass die stark dominante Position durchaus dem Idealbild dieser Patienten entsprach, was ebenfalls dazu führen musste, dass sie bestrebt waren, diese Position aufrechtzuerhalten.

Ein Viertel der von *Biskup* untersuchten Patienten hatte den Wunsch, die Rolle des starken und aktiven Mannes aufzugeben und latent vorhandenen Hingabewünschen nachzugeben. Die Krankheit stellte für sie eine Legitimation, zur Ruhe zu kommen, dar. Mit Erleichterung nahmen sie die aufgezwungenen Leistungseinschränkungen und die verringerte Verantwortlichkeit wahr. ("Krankheit als Befreiung", *Ziegeler*, 1982). Für diese Patienten war die Krankheit Anlass und Auslöser, ihren bisherigen Lebensstil zu überdenken und ihre Rolle in Beruf und Partnerschaft in Frage zu stellen. Patienten, bei denen diese Neuorientierung nicht festzustellen war, wurden von ihren Ehefrauen erheblich stärker in ihre jeweiligen Positionen fixiert als Patienten, die die Krankheit für eine Neuorientierung nutzten.

Bei der Untersuchung des Verhältnisses der Rollenpositionen der beiden Partner zueinander, dem Ausmaß der Symmetrie bzw. Komplementarität der Positionen zeigte sich, dass bei den in dieser Stichprobe untersuchten Paaren im Vergleich zu durchschnittlichen Paaren überwiegend eine Tendenz zu symmetrischen Rollenpositionen vorhanden ist.

Bei keinem der Koronarpaare konnte eine gegenseitige anerkannte Aufteilung der Positionen in depressiv und hypomanisch beobachtet werden, was immerhin bei jeder 4. durchschnittlichen Ehe zu finden sei. Dagegen gab es einen relativ großen Prozentsatz (21 %) von Paaren, bei denen um die Position des Depressiven "gekämpft" wurde, d.h., dass die eigentlich symmetrischen Positionen keine gegenseitige Anerkennung fanden. Interessant dabei sei auch laut *Biskup*, dass hier um die sozial eher unerwünschte depressive Position gerungen wurde. Die Partner sahen sich selbst als depressiv und projizierten die positiven Züge (selten bedrückt, wenig ängstlich, unabhängig) in den Partner. Dies bedeute, dass der Patient in seiner neuen Position des eher zur Selbstreflektion neigenden, depressiven, abhängigen Menschen vom Partner nicht akzeptiert wurde, dass ein Ablegen der männlich-hypomanischen Rolle, die ja einer sog. Koronarpersönlichkeit zugesprochen werde, durch die Festlegung durch den Partner sehr erschwert wurde. Hinzu komme, dass die Aufteilung in dominant-gefügig auch nach der Erkrankung des Mannes durch die gegenseitigen Wahrnehmungen gefestigt wurde. Somit könne man feststellen, dass eine Veränderung der psychosozialen Position des Patienten durch die Wechselwirkungen der interpersonellen Wahrnehmung erheblich erschwert wurde.

Insgesamt seien die KHK-Patienten in ihrer Selbstwahrnehmung von ihrem Partner in deutlich geringerem Maße bestätigt worden als die Männer der Durchschnittsehen. Durch die Erkrankung der Männer schienen also die eingespielten Wahrnehmungsmuster labilisiert worden zu sein. Die Festlegung des Selbstbildes des Patienten sei in fast allen Bereichen reduziert und das gegenseitig akzeptierte Rollengefüge sei vor allem im Bereich der Depressivität in Frage gestellt worden.

Die gewonnen Erfahrungen nützte *Biskup* zur Erstellung eines "Fragebogens zur Wahrnehmung chronischer Krankheit bei Paaren. Wahrnehmungsmuster bei Koronarpatienten und deren Partnerinnen" (*Biskup & Bandelow*, 1996).

Gemeinsame Verleugnung als Copingstrategie beider Partner finden auch andere Untersuchungen bei ihren Stichproben (*Jordan*, 1991; *Bunzel et al.*, 1992; *Schwartz-Kraft*, 1993; *Titscher et al.*, in Vorb.).

Schwartz-Kraft (1993) überprüfte 75 Partnerinnen von Patienten vor Koronardilatation (TCA = Transluminale Coronarangioplastie) hinsichtlich Übereinstimmung der Selbst- und Fremdwahrnehmung der TCA-Patienten und ihrer Ehefrauen bzgl. Gesundheitsverhalten und Persönlichkeitsmerkmalen des Patienten, sowie der Auswirkung der KHK auf Familienleben und Partnerschaft. Auch diese Autorin fand einen Trend zur gemeinsamen Verleugnung von Konflikten in Partnerschaft und Familie. Beide Partner spielten sozial unerwünschte Persönlichkeitsmerkmale des KHK-Patienten wie Stimmungslabilität, Depressivität und Ängstlichkeit herab. Dabei wiesen die Ehefrauen eine noch größere Tendenz zum Verleugnen auf, da sie die sozial unerwünschten Eigenschaften, die sich die Patienten eher zugestehen können, nicht wahrnahmen. Auch Überforderungstendenzen wurden von den Ehefrauen geleugnet. Die Gefahr einer Herzerkrankung wurde von beiden Partnern realistisch eingeschätzt, die individuelle Sorge darüber wurde von fast allen Paaren bagatellisiert.

Auch in der schon erwähnten (noch nicht publizierten) Studie von *Titscher et al.* zeigten sich Verleugnungstendendenzen beider Partner. Außerdem fanden sich im Unterschied zu den KG-Paaren Störungen im Bereich der Kommunikation und der Beziehungsaufnahme. Koronarpaare ließen eine situationsinadäquate Unterdrückung von Gefühlen und einen unzulänglichen Gefühlsausdruck erkennen. Viele Partner waren sich einig, dass es besser sei, sich nicht über die emotionale Ebene des Krankheitsgeschehens auszutauschen. In der Beziehung bestand ein Mangel an Empathie, die Qualität des Interesses füreinander hatte weniger stützenden als destruktiven Charakter.

Ähnlich wie bei *Biskup* ergaben sich Konsequenzen für die Rollenaufteilung. Aus dem Family Assessment Measure (FAM) ergab sich eine Beziehung, die auf einen eher rigiden, zerstörenden oder beschämenden Kontrollstil der Partner schließen lässt, mit einem verdeckten oder offenen Machtkampf um die dominante Position in der Beziehung. Die Frauen übernahmen infolge der Erkrankung des Mannes von diesem die Rolle des (scheinbar) Starken und Dominierenden und erschienen selbstsicher, ausgeglichen, eher optimistisch und emotional stabil.
Die Koronarpaare gaben hoch signifikant seltener Konflikte in der Partnerschaft an als die KG-Paare. Dies lässt unter Einbeziehung der anderen Ergebnisse auf eine verstärkte Idealsisierungstendenz und größeres Harmoniebedürfnis schließen, weshalb partnerschaftliche Konflikte verdrängt werden müssen

Das Fehlen von gegenseitigem Gefühlsausdruck, von Offenheit miteinander, des gegenseitigen Vermittelns von Verpflichtungen und das Nichtvorhandensein von Initiative und Intimität waren die Hauptcharakteristika, die *Waring* (1983) als Konsiliarpsychiater bei psychosomatischen Paaren (darunter KHK-Paare) fand.

Die Paare betrachteten ihre Ehe als konfliktfrei. Konsequenzen für das Management dieser Paare seien die Vermeidung von Konfrontation mit Eheschwierigkeiten und der Versuch der Steigerung von Intimität.

Die Befragung von TCA-PatientInnen und -PartnerInnen (*Jordan*, 1991 zeigte ebenfalls eine Harmonisierung und Idealisierung des Familienlebens: Beide Partner schienen seit der TCA häufiger gemeinsame Dinge zu unternehmen. Konflikte um Sexualität, Urlaub, etc. wurden in großer Übereinstimmung verneint. Die Partnerinnen sahen ihre Männer als belastbarer, in ihrem Sozialverhalten autonomer sowie abgrenzungsfähiger und weniger ängstlich als diese sich selbst (Rollenzuschreibungen der Frauen an ihre KHK-Männer). Da die Männer sich in den anderen Kategorien ebenfalls als sehr belastungsfähig und leistungsorientiert sahen, ist diese Rollenfixierung der Ehefrauen im Sinne von „Co-Infarktlerinnen" (*C. Halhuber*, 1979) hinsichtlich einer psychischen Veränderung des Patienten sehr hinderlich.

Mrazek (1983) sieht das Fehlen von Konflikten aus einer anderen Perspektive. Er fand in einer Studie über 81 männliche Infarktpatienten (Durchschnittsalter 51 Jahre) mit Hilfe eines Fragebogens zur Angst vor den Folgen des Herzinfarktes heraus, dass die Angst, von der Ehefrau weniger anerkannt zu werden, erst an 18. und damit vorletzter Stelle der Rangliste stand, d.h. die Familie sich hier offenbar als besonders problemfreier Bereich darstellte. Gleichzeitig weist er darauf hin, dass diese Angsthierarchie nur für die Situation in der Reha-Klinik gilt; andere Daten sowie persönliche Erfahrungen sprächen dafür, dass nach der Rückkehr nach Hause beispielsweise die Angst um den Arbeitsplatz oder die Angst vor sexuellen Schwierigkeiten an Bedeutung gewinne.

Gemeinsamkeit vieler Studien ist die offenkundige Ansicht der Koronapaare, wenig Konflikte zu haben und der Befund fehlender Offenheit zueinander. Es liegt der Verdacht nahe, dass diese Ergebnisse in starker Abhängigkeit zueinander stehen.

Die emotionale Verschlossenheit dem Partner gegenüber, wobei besonders Sorgen und Ängste verborgen werden, haben *Coyne & Smith* (1991) unter einem interpersonellen Aspekt von Coping als „protective buffering" bezeichnet. *Suls et al.* untersuchten in einer neueren Arbeit (1997) die Beziehung zwischen „protective buffering und Distresswerten bei 43 männlichen Post-MI-Patienten und ihren Partnerinnen 4 und 6 Monate nach der Spitalsentlassung. Zu beiden Zeitpunkten war höheres „protective buffering" mit höheren Distress-Werten bei Patient und Partnerin verbunden. Die Autoren folgern, dass Patienten und Partner , die ihre Probleme voreinander verbergen, sich weniger gut an die durch die Krankheit geänderte Situation anpassen können, dass der Versuch, den Partner zu schonen, zu größerer psychischer Belastung führt.

Rodriguez (1980) befasst sich in einer psychoanalytischen Fallstudie an 89 männlichen und 11 weiblichen Patienten mit der Objektbeziehung von Herzinfarkt-PatientInnen. Aus dieser Studie geht hervor, dass es aufgrund der "Kon-

fliktverleugnungsfassade" des Herzinfarkt-Patienten auch zu erheblichen partnerschaftlichen Problemen kommt, v.a. Vermeiden der Position des Abhängigen
durch Dominieren in den Familien. Es bestünde eine enge Bindung an die Familie, wobei orale Objektbeziehungen, in der Abhängigkeits-, Sicherheits- und
Versorgungsbedürfnisse im Vordergrund stehen, überwogen hätten. Die Ehen
vieler dieser Patienten seien hauptsächlich Versorgungsgeimeinschaften, in denen die Ehepartner die Funktion des "Fütterns" erfüllten. Meist handele es sich
um Versuche, früher erlittene Mängel zu kompensieren. Die zweite große Gruppe bildeten die analen Obiektbeziehungen, die durch die Themen Macht, Kontrolle und Unabhängigkeit beherrscht wurden, wobei die Patienten meist ihre
Abhängigkeitswünsche dadurch abwehrten, indem sie den Partner von sich abhängig zu machen versuchten.

Condrau gibt in seinem Buch "Das verletzte Herz" (1989) die vergleichende
Untersuchung von 37 Infarkt-Patienten während einer Rehabilitationsbehandlung
wieder, aus der hervorgeht, dass die eheliche Situation der Kranken gekennzeichnet war durch Anklammerung der Patienten an ihre Partnerin als Mutterer-
satz, andererseits sei eine starke außereheliche sexuelle Aktivität mit häufig
wechselnden Partnerinnen beobachtet worden.

Schon 1979 definiert *Mayou* am Beispiel des MI zwei Hauptfolgen von Krankheit auf Familienleben und Ehe: Gesteigertes Bewusstsein der Bedeutung einer
nahen Beziehung und Probleme infolge Veränderungen im Verhalten und psychischen Zustand des Patienten. Ein Drittel der Ehefrauen bemutterte die erkrankten Ehemänner offensichtlich, weitere 13 % taten dies eher versteckt und
29 % gelegentlich. Ca. 1/3 der Patienten ertrugen diese Bemutterung nur wider-
willig und 15% wiesen sie offen zurück.
Uber Overprotectiveness (s.auch Kap. 3.2.2.3.) unter dem Beziehungsaspekt berichten auch *Skelton & Dominion* (1973) und *Thompson et al.* (1995).

Eine Reihe von Publikationen beschäftigt sich mit dem Übereinstimmungsgrad
der Ehepartner.
Croog et al. (1976) führten eine Longitudinalstudie an 283 Männern nach MI
und ihren Ehefrauen mit der Frage nach der Übereinstimmung der gegenseitigen
Selbst- und Fremdeinschätzung und der Ähnlichkeit der Ehepartner in ihren Eigenschaften durch. 80 % der Paare waren mehr als 15 Jahre verheiratet und 50 %
länger als 25 Jahre. Bei beiden Partnern zeigte sich eine ähnliche Verteilung der
Bewertung der Eigenschaften (mit den höchsten Werten) wie z. B. Pflichtgefühl,
Sinn für Humor, Verantwortungsgefühl, sich sehr engagieren für eine Aufgabe,
es oft eilig haben. Niedrigste Werte fanden sich bei nicht erstrebsamen Eigenschaften, wie eifersüchtig, egozentrisch, leicht niedergeschlagen sein. Die
Fremdeinschätzung stimmte dabei ziemlich mit der Selbsteinschätzung überein.
Es ergab sich andererseits kein Anhalt, dass Ehepartner sich in den Eigenschaften ähneln. In der Auswertung dieser Ergebnisse werden dieselben insofern rela-
tiviert, als folgende zwei Hypothesen als Erklärungen erwogen wurden: Dass

beide Partner etwas anderes unter diesen o. g. Eigenschaften verstehen oder, dass diese Beschreibung vielmehr typisch für Menschen mittleren Alters in den USA sei, vielmehr, als dass sie typisch für Herzinfarkt-Patienten wäre.

Einen hohen Übereinstimmungsgrad betreffend Ansichten über die Ehe, Sexualität und Familienleben fanden *Mayou* (1979), *Schwartz-Kraft* (1993), *Rosal et al.* (1994), über Kausalattribution und Outcome des Infarkts *Croog et al.* (1976) und *Billing et al.* (1997), hinsichtlich Einschätzung des TAVM des Mannes *Condon* (1988). Koronarpaare waren auch über die Wichtigkeit von einzelnen Informationsbereichen der gleichen Meinung (*Turton*, 1998).

Swan (1986) bezeichnet einen niederen Übereinstimmungsgrad als Ursache für Ehe-Distress und damit Risikofaktor (cross-spouse risk factor): *"This hypothesis postulates a contributory marital process that begins prior to the occurrence of CHD and is exacerbated by its occurrence. Under this scenario, we would hypothesize the existence of marital distress that continues to be in evidence (as reflected in the lack of spouse similarity on personality dimensions) or possibly even magnified after the occurrence of CHD in the husband."* Bei *Rudy* (1980) stimmen über 50 % der Paare in der Ursachenbenennung für den Herzinfarkt nicht überein.

Hat die Verleugnung als Hauptabwehr- bzw. Bewältigungsmechanismus der Koronarpaare eine ausführliche Darstellung verlangt, so gibt es selbstverständlich auch Daten zu anderen Aspekten des Coping.

Miller & Wikoff (1989) erkannten bei einer Stichprobe von 40 MI-Patienten und ihren Frauen Problemlösungsversuche als meistverwendeten Partner-Copingmechanismus. Es bestanden negative Zusammenhänge zwischen Partnerangst und Funktionalität der Ehe und zwischen emotionalem Coping und ehelicher Funktion, d.h. je schlechter die Ehe, desto eher wurde emotionales Coping angewandt. Sie fanden auch, dass die Partnerinnen wenig Information vom Patienten hinsichtlich Rollenerwartung, erwarteter Verantwortung und der körperlichen Beschwerden des Patienten erhielten.

Mehr emotionale als problemfokussierte Strategien beobachtete *Badger* (1990) übereinstimmend bei Patienten und Partnern. Außerdem erwiesen sich subjektive Gesundheitswahrnehmungen für die Voraussage der Krankheitsverarbeitung als nützlicher als objektive Krankheitsindizien. *Bennett & Connell* (1999) fanden hingegen bei Infarktpatienten und ihren Partnerinnen häufiger aktive als emotionsfokussierte Copingstrategien.

Yeh et al. (1994) unternahmen eine Studie über die Anwendung und wahrgenommene Effektivität der Copingstrategien von (21 weiblichen und 10 männlichen) PartnerInnen von PatientInnen mit akutem MI in Taiwan. Am häufigsten fanden sie die Suche nach Social Support, am seltensten konfrontatives Coping. Positive Zusammenhänge bestanden zwischen dem Ausmaß und der Effektivität der verwendeten Mechanismen. Männer verwendeten ein geplantes Problemlösungsverhalten häufiger als Frauen. Sie hielten auch Selbstkontrolle und Annehmen von Verantwortung für effektiver. Ältere Partner hielten Problemlösungsverhalten für wirkungsvoller als jüngere.

Trijsburg et al. (1987) testeten einen Fragebogen zur Messung der Abwehrmechanismen (Verleugnung, Abhängigkeit, Angst, vitale Erschöpfung) bei 122 männlichen MI-Patienten und deren Partnerinnen. Die Patienten fanden sich weniger ärgerlich, abhängig, ängstlich und erschöpft als die Partner sie einschätzten. Die Verfasser deuten dies als Folge der Verleugnung "schwacher" Aspekte der Persönlichkeit der Patienten. Bezüglich Aggression und Aktivität zeigten sich keine Unterschiede in den Einschätzungen von Patienten und Partnerinnen. Patienten mit positivem Thallium-Myokardszintigramm wurden von der Partnerin hinsichtlich Ärger und Hostility höher eingeschätzt als Patienten mit negativem Scan. Die von der Partnerin eingeschätzte Hostility erwies sich auch unter Miteinbeziehung anderer RF als Prädiktor für die Diagnose einer KHK bei Männern (*Kneip et al.,* 1993).

3.4.2. Sexualität

Studien über Sexualität und KHK sind fast ausschließlich Untersuchungen über die Sexualität nach Myokardinfarkt und zum überwiegenden Teil solche, die den psychischen Aspekt nicht berühren, das sind v.a. Medikamentenstudien (z.B. Betablocker), Studien über kardiovaskuläre Reaktionen während des Sexualaktes oder funktionelle Messungen bei sexueller Dysfunktion des Mannes.

Wir befassen uns hier mit Arbeiten über die psychosoziale Ebene der Sexualität. Die Mehrzahl dieser Untersuchungen wurden als Interviews über Änderungen im Sexualverhalten nach dem Infarkt des Mannes durchgeführt. Eine zweite Gruppe von Publikationen betreffen Effekte sexueller Beratung. In angloamerikanischen Ländern ist Sexualberatung Aufgabe des Pflegepersonals, daher sind ein großer Teil der Studien zum Thema Sexualität in "Nurses-Journals" erschienen (s. Kapitel 2.1. Literaturrecherche).
Kritisch ist anzumerken, dass es kaum kontrollierte Studien gibt und, soviel wir wissen, überhaupt keine prospektive Studie über die Auswirkung der KHK auf das Sexualverhalten. Auch Vergleiche mit Änderungen bei anderen Erkrankungen sind selten. Die Stichprobenzahl ist meist klein (zwischen 20 und 276). Bei Befragungen wird häufig der sexuellen Aktivität mehr Bedeutung beigemessen als der sexuellen Zufriedenheit. Schließlich findet der Beziehungsaspekt der Sexualität bei KHK viel zu wenig Beachtung in der Forschung.

3.4.2.1. Änderungen des Sexualverhaltens

Es besteht bei aller Unterschiedlichkeit der Methodik große Übereinstimmung der Untersucher darüber, dass ein Herzinfarkt zur Abnahme der sexuellen Aktivitäten führt (*Johnston et al.*, 1978; *Mayou*, 1979; *Papadopoulos et al.*, 1980, 1986; *Mann et al.*, 1981; *Sjogren et al.*, 1983; *Dhabuwala et al.*, 1986; *Schott*, 1987; *Gupta et al.*, 1990; *Ngen et al.*, 1991; *Schwartz-Kraft*, 1993; *Rosal et al.*, 1994). Die Angaben über die Prozentsätze der betroffenen Paare liegen zwischen 40 und 75 %. Man kann annehmen, dass die Hälfte bis zwei Drittel der Patienten nach Myokardinfarkt sexuelle Schwierigkeiten bekommen. Dabei handelt es sich nicht nur um Störungen in der Rekonvaleszenzphase, sondern um langanhaltende Beeinträchtigungen. 28 % der Frauen und mehr sehen den Partner 1 Jahr nach MI in sexueller Hinsicht als stark oder sehr stark eingeschränkt; nur 30% sehen die Sexualität ihres Ehemannes als nicht beeinträchtigt an (*Schott*, 1987).

In einer neueren Befragung (*Drory et al.*, 1998) nahmen von Patienten unter 65 Jahren 88 % nach Erstinfarkt ihre sexuelle Aktivitäten wieder auf, 50% davon im 1. Monat danach; 35 % berichteten eine Reduktion der Häufigkeit, 35% eine Abnahme der Befriedigung, 10 % eine Verringerung in beidem. Aber auch eine Zunahme von Frequenz und Befriedigung konnte in 20 % gefunden werden.

Im Wesentlichen decken sich die Angaben von Patienten und Partnern über ihr Sexualleben (*Schwartz-Kraft*, 1993; *Rosal et al.*, 1994).

Eine der wenigen kontrollierten Studien führten *Dhabuwala et al.* (1986) durch. Untersucht wurde die sexuelle Dysfunktion bei 50 männlichen Patienten nach MI im Vergleich zu einer hinsichtlich Alter, Blutdruck, Diabetes und Rauchverhalten parallelisierten Kontrollgruppe. 76 % der MI-Pat. zeigten Dysfunktionen, Erektionsstörungen ließen sich in 42 % der Fälle nachweisen. Im Vergleich dazu hatten 68 % der KG-Patienten sexuelle Probleme; Erektionsstörungen lagen in 48 % der Fälle vor. Es bestanden demnach keine Unterschiede zwischen Infarkt- und Nichtinfarktpatienten bzgl. sexueller Störungen.

Kavanagh & Shephard (1977) befragten 161 Post-MI-Patienten und Partnerinnen durchschnittlich 3 Jahre nach dem Infarkt. 50 % hatten zu diesem Zeitpunkt keine verminderte sexuelle Aktivität. Die andere Hälft mit Sexualproblemen unterschied sich nicht hinsichtlich der Persönlichkeitstests. Fragen, die ihre Frauen beantworteten, zeigten, dass sie weniger willig waren, Verantwortung zu übernehmen, dass sie erhöhte Anpassungsschwierigkeiten an das Leben zuhause und in der Arbeit hatten und neurotischer und depressiver geschildert wurden als jene mit normaler sexueller Aktivität nach MI. Und sie hatten weniger Trainingsnutzen von einem Rehabilitationsprogramm.

Für die Partnerinnen ist die Veränderung im Sexualleben nicht nur eine Belastung. In der Oldenburger Longitudinalstudie war die Hälfte der Frauen mit der Abnahme der sexuellen Aktivitäten zufrieden (*Schott*, 1987). Auch *Titscher et al.* (in Vorb.) fanden, dass für 60 % der befragten Paare die Sexualität kein Problem darstellt, bzw. wenig Interesse daran bestünde. Die Hälfte der Männer und 70 % der Partnerinnen gaben an, nicht über Sexualität zu sprechen.

3.4.2.1.1. Ursachen der sexuellen Störungen nach Myokardinfarkt

Als Gründe für das Nachlassen der Sexualität werden in der Literatur somatische Faktoren in Form von Begleiterkrankungen (Diabetes) oder Medikamente (Betablocker) und psychosoziale Bedingungen, wie Angst, Unsicherheit oder Arbeitsfähigkeit diskutiert.

Rosal et al. (1994) untersuchten die Effekte von drei Faktoren (Betablocker-Gabe, psychischer Distress und Beratung über kardiale Sicherheit bei sexueller Aktivität) auf erniedrigte sexuelle Funktionsfähigkeit nach MI bei 63 männlichen Post-MI- und Post-Reha-Patienten und ihren Partnerinnen. Die Studie überprüft damit ein Medikationsmodell, ein psychologisches und ein Informationsmodell. Bei 62 % der Patienten hatte die Erkrankung eine Auswirkung auf die sexuelle Funktionsfähigkeit (45 % geringe, 14 % mittelschwere, 5 % starke Auswirkungen). Psychischer Distress erklärte diskriminanzanalytisch 24 % der Varianz der verminderten sexuellen Aktivität nach MI, während Betablocker-Gabe und Beratung keine signifikanten Prädiktoren für die beobachteten Veränderungen in der sexuellen Aktivität waren.

Ein zweidimensionales Untersuchungsdesign wählten *Sjogren & Fugl-Meyer* (1983). Es wurden 49 männliche Patienten mit Erst-MI anhand strukturierter Interviews hinsichtlich Aspekten sexueller Funktion vor und nach dem Infarktereignis untersucht, zusätzlich wurden bei 13 Patienten Penis-Blutdruck und Durchflussmessungen durchgeführt. 63 % berichteten über eine Verschlechterung der sexuellen Funktion nach MI. Bei 45 % erniedrigte sich der Grad der allgemeinen geschlechtlichen Zufriedenheit. Die Ergebnisse zeigen, dass sowohl biologische als auch psychosoziale Faktoren (Stigmatisierung durch den Infarkt) für das Auftreten sexueller Dysfunktionen nach Herzinfarkt bestimmend sind.

C Halhuber (1985): berichtet über ihre großen Erfahrungen mit Gruppengesprächen während der kardialen Rehabilitation. Sie differenziert folgende Teilursachen für Störungen im Bereich der Libido und Potenz:
Angst des Patienten und seines Lebenspartners vor körperlicher Überlastung, Reinfarkt oder einen plötzlichen Herztod,
    a) Versagensangst des Patienten,
    b) Reaktive Postinfarktdepression des Patienten (auch *Drory et al.*, 1998)
    c) Familiär-beruflicher Statuswandel
    d) Beruflich-gesellschaftlich-finanzieller Statuswandel (auch *Schott*, 1987).
Die von Halhuber angeführten Ängst werden (meist weniger differenziert) auch von *Bloch et al.*, 1975; *Wiklund et al.*, 1984; *Papadopoulos et al.*, 1986; *Gupta et al.*, 1990 als Ursachen für sexuelle Schwierigkeiten beschrieben.

3.4.2.1.2. Prädiktoren für sexuelle Aktivitäten nach Myokardinfarkt

Es wurde versucht, bestimmende Faktoren für die Wiederaufnahme sexueller Aktivitäten nach MI herauszufinden. Erwartungsgemäß stehen Alter des Patienten und die Aktivität vor dem Infarkt an erster Stelle. (*Skelton & Dominion,* 1973; *Mayou,* 1978; *Wiklund et al.,* 1984; *Drory et al.,* 1998; *Schwartz-Kraft,* 1993). Ehequalität bzw. –zufriedenheit geben *Mayou* (1979), *Papadopoulos et al.* (1983) und *Beach* (1992) als wichtige Bedingungen für sexuelle Aktivitäten an. Weitere Faktoren sind psychischer Status (*Wabrek & Burchell,* 1980; *Papadopoulos et al.,* 1983; *Wiklund et al.,* 1984), Bildungsgrad (*Drory et al.,* 1998) und Arbeitswiederaufnahme nach dem Infarkt (*Schott,* 1987).

3.4.2.2. Studien zur sexuellen Beratung nach Herzinfarkt

In der Oldenburger Longitudinalstudie wünschten 74 % der Patienten ausführliche sexuelle Beratung, diese war in 19 % im Akutkrankenhaus nicht und in 43 % überhaupt nicht erfolgt. Beim Hausarzt war in 24 % der Fälle ausführlich, in 59 % aber überhaupt nicht über Sexualität gesprochen worden. 60 % der Ehefrauen klagten, dass sie zu wenig oder gar nicht in die Beratung miteinbezogen worden waren (*Badura et al.,* 1988). Bei *Papadopoulos et al.* (1980) waren es 55 % der Ehefrauen, die im Krankenhaus keine Information über Sexualität nach Herzinfarkt bekommen hatten. Auch andere Autoren beklagen den Mangel an Sexualberatung für KHK-Patienten und -Partner (*Wiklund et al.,* 1984; *Gupta et al.,* 1990; *Rosal et al.,* 1994; *Steinke & Patterson-Midgley,* 1996b).

Die betroffenen Paare haben auch Schwierigkeiten, mit ihrem Arzt über sexuelle Themen zu sprechen. Gründe dafür können mangelhafte Arzt-Patient-Beziehung, Mangel an Privatsphäre beim Arztbesuch und kulturelle Faktoren sein (*Ngen et al.* 1991).

Wie eingangs erwähnt, kommen die meisten Publikationen über Sexual-Informations- und Beratungsprogramme aus dem Pflegebereich. Meist werden schriftliche oder mündliche Befragungen verwendet. Selten gibt es Beschreibungen des Beratungssettings.

Steinke & Patterson-Midgley (1996a, 1996b, 1998) veröffentlichten zu diesem Thema mehrere Arbeiten. Die Ergebnisse kurz zusammengefasst: Sexuelle Beratung wurde zu allen Untersuchungszeitpunkten (2, 4 und 6 Monate nach MI) von den Patienten (keine Partnerbefragung!) hoch bewertet. Bevorzugt wird (in den USA) eine schriftliche Aufklärung, gefolgt von dem persönlichen Gespräch und der Beratung über Video. Der Informationsstand über sexuelle Funktionen nach MI war ein bestimmender Faktor für sexuelle Aktivitäten.

Auch *Dhabuwala et al.* (1986) fanden Beziehungen zwischen sexueller Beratung und sexueller Funktionsfähigkeit. Patienten, die Informationen erhielten, z.B. über die Sicherheit bei der Wiederaufnahme des Geschlechtsverkehrs, zeigten einen geringeren Grad an Besorgnis beim Geschlechtsverkehr in der Post-MI-Periode.

Die Auswirkungen eines medizinisch überwachten gymnastischen Trainingsprogrammes auf koitale Gewohnheiten nach MI bzw. myokardialer Revaskularisation (Ko-Gruppe) untersuchten *Johnston et al.* (1978) mittels postalisch versandten Fragebögen bei 130 Patienten. Die allgemeine Verringerung sexueller Aktivität war in der untersuchten Klientel mit physischem Trainingsprogramm geringer, als sie bei nicht-trainierten Post-MI-Patienten beschrieben wurde.

Eine prospektive, randomisierte, klinische Untersuchung in 7 kalifornischen Spitälern unternahmen *Froelicher et al.* (1994). Untersucht wurde der Nutzen alleiniger Übung im Unterschied zum Nutzen eines Lern-Beratungs-Übungs-Programmes (8 Gruppensitzungen) verglichen mit der üblichen medizinischen und pflegerischen Standardbehandlung im Hinblick auf die Rate der Wiederaufnahme früherer Aktivitäten bei 258 Patienten nach akutem MI. Es gab keine sign. Unterschiede zwischen den drei Gruppen. Über 50 % der Patienten nahmen ihre sexuellen Aktivität, das Autofahren und Aktivitäten außerhalb des Hauses nach 3 Monaten wieder auf.

McLane et al. (1980) meinen, dass die Wiederaufnahme sexueller Aktivität therapeutisch wirken kann, indem die eheliche Beziehung während belastender Rehabilitationsphasen gefestigt wird. Die befriedigende sexuelle Beziehung trägt zur Förderung des Selbstvertrauens und zum Spüren des Wiederkehrens der Gesundheit bei. Ein kardiales Rehabilitationsprogramm sollte in ein multidisziplinäres Team eingebettet sein, das Beratung und Interventionen so früh wie möglich, noch in der Spitalsphase, einleiten kann. Die Sexualberatung beinhaltet die Exploration möglicher Probleme der Patienten und ihrer Partner in Bezug auf das Sexualleben, die Realität ihrer Ängste und spezifische Hinweise zur Erleichterung der Wiederaufnahme einer befriedigenden sexuellen Beziehung.

Zusammenfassung

Beziehungsaspekte der Partnerschaft Koronarkranker

Fragestellungen, die sich mit der Partnerschaft von Koronarkranken unter dem Beziehungsaspekt beschäftigen, sind aus klinischer Beobachtung bzw. aus einer psychosomatischen Einstellung heraus entstanden. Dies wirkt sich auf den methodischen Zugang der Forschung aus. Es kann keinerlei wissenschaftlich bewiesene Aussage über eine präexistente pathologische Zweierbeziehung bei KHK gemacht werden, wir wissen nicht, ob es den Risikofaktor einer bestimmten koronargefährdenden Partnerschaft gibt. Prospektive kontrollierte Studien über diese Frage stehen aus.

Die Mehrzahl sind nicht-kontrollierte retrospektive klinische Untersuchungen mit Interviews und/oder psychometrischen Tests. Darüberhinaus exisitieren wenige psychodynamische Darstellungen mit geringer Fallzahl. Diese Tatsache macht aber auch deutlich, dass bei den sehr komplexen Fragestellungen dieses Forschungsfeldes theoretisch "saubere" Untersuchungsmethoden schwer durchführbar sind und auch der wissenschaftstheoretische Ansatz unterschiedlich ist.

Die Aussagen, die gemacht werden können, gelten für die Konstellation KHK-kranker Mann – gesunde Ehefrau. Für die Situation des Mannes als Partner steht die Forschung noch am Beginn (s. Kapitel "Partnerschaft bei koronarkranken Frauen").

Fundiert dargestellt sind in der Literatur die den Partnern gemeinsamen Copingmechanismen. Eine Haltung der Partner, die sich in Bagatellisierung bis Verleugnung von Konflikten ausdrückt und mit geringem emotionalem Austausch einhergeht, ist häufig als Form der Krankheitsbewältigung anzutreffen. Das Erlebnis eines Herzinfarkt scheint als drohende Gefahr ein Näher-Zusammenrücken zu bewirken und das Harmonisierungsbedürfnis zu steigern. Als Folge der Erkrankung des Mannes kann es zur Rollenumkehr kommen, bei der nun die Frau die dominante Position einnimmt, nicht selten in Form eines überfürsorglichen einschränkenden Verhaltens.

Eine Änderung der Sexuallebens nach Infarkt gilt als weitgehend erwiesen. Auch hier gibt es noch zu wenig kontrollierte Untersuchungen, kaum Interventionsstudien, keine randomisierten Studien. Soweit den Autoren bekannt, berücksichtigt nur eine Studie (*Rosal et al.*, 1994) konfundierende Variablen, die sexuell beeinträchtigend wirken können (Medikamente, Hypertonie, Herzinsuffizienz). Häufig liegt der Schwerpunkt mehr auf Erfassung der sexuellen Aktivität als der sexuellen Zufriedenheit. Weiters wird dem Beziehungsaspekt der Sexualität zu wenig Beachtung geschenkt, zu sehr der Aspekt der Funktionalität gesehen.

Die Ergebnisse stimmen (auch international) darin überein, dass Koronarpaare viel zu wenig Informationen über das Sexualleben nach Myokardinfarkt erhalten, dass das Bedürfnis der Betroffenen nach Sexualberatung groß ist, und dass Information die Angst vor dem "Liebestod" verringert.

Die nicht sehr zahlreichen Beratungsstudien kommen überwiegend aus dem angloamerikanischen Raum und damit aus dem Pflegebereich (dessen Aufgabe dort die Patientenberatung ist) und sind nicht auf Verhältnisse in Mitteleuropa übertragbar.

3.4.3. Literaturüberblick zum Kapitel Beziehungsaspekte

Autoren / Titel	Methodik / Ergebnisse	Kriterien
Ziegeler G (1985) Bewältigung der koronaren Herzkrankheit in Abhängigkeit von Muster und Dynamik der Ehepartnerbeziehung. In: Langosch W (Hrsg) Psychische Bewältigung der chronischen Herzerkrankung, Springer, Berlin Heidelberg	Beinhaltet die Studie: „Leben mit MI": 50 Patienten (zwischen 30-55 Jahre), ihre Ehefrauen und Ärzte wurden untersucht; Untersuchungsinstrument und -zeitpunkt: halbstrukturiertes Interview mindestens ein Jahr nach MI-Diagnose. * Beschreibt die Bewältigung der KH im Hinblick auf individuelle Bewältigungsmuster: KH als Bedrohung: „Unversehrte"; „Eingeschränkte" KH als Befreiung: „Legitimierte"; „Privilegierte" * Die Durchsetzung der Bewältigungs-Arrangements ist von der partnerschaftlichen Interaktion und der Auseinandersetzung mit der KH abhängig. * 4 Grundmuster der Ehepaarbeziehung: Distanzierte Ehe; Harmonische Ehe; Partnerschaftliche Ehe; Konflikthafte Ehe	Studientyp: II-3
Carter RE (1984) Family reactions and reorganization patterns in myocardial infarction. Fam Systems Med 2/1:55-65	Bericht über Interviews u. therapeutische Kontakte mit 20 Paaren, von denen der Ehemann wegen MI hospitalisiert war. Schwerpunkt auf interaktionalen Prozessen in der Familie. Beschreibung eines stadienhaften Verlaufs der fam. Reaktion auf den MI: 1) Auftreten d. MI bis zur ersten Besserung: Notfallreaktion, Aktivitätsbereitschaft, Mobilisierung von Ressourcen, Zentralisierung auf das Ereignis, starke Abhängigkeit von Ärzten u. Spitalspersonal; 2) Verlegung von CCU bis Spitalsentlassung: Nachlassen d. Angst; Beginn der Auseinandersetzung mit dem potentiellen Verlust; erste Depressionszeichen; Auftreten von Verleugnung einzelner Familienmitglieder, gefolgt von Angriffen anderer Familienmitglieder; Anstrengungen, die Familienfunktion zu erhalten, abhängig von der Pat.Rolle vor MI; Schwierigkeiten der Ehefrau, wenn Mann dominant; 3) Wiedereintritt in die Familie bis zur Reorganisation: 2 Hauptfaktoren, Arbeitswiederaufnahme u. Konfliktlösungspotential. a) Keine Arbeitswiederaufnahme – konflikthaftes System: Bestehende Partnerkonflikte werden zentral; ger. Unterstützung d. Pat.; wenig Beachtung der körperl. Erholung; Disorganisation d. Familie, ev Scheidung. Indikation zur Paar- o. Familientherapie; b) Arbeitswiederaufnahme – konflikthaftes System: Hoher Angstlevel; Unterstützung vorhanden, aber durch Konflikte u. Angst verringert; ev. Bearbeitung lang anstehender Konflikte; c) Keine Arbeitswiederaufnahme – nicht konflikthaftes System: Reorganisation notwendig; neue Rollenaufteilung; Krankheit im Zentrum; Änderung des Lebensstils u. der – ziele; Schuldfrage wird wichtig; Pat. häufig depressiv; Nicht ausgedrückter Ärger d. Partnerin	Studientyp: III

	d) <u>Arbeitswiederaufnahme – nicht konflikthaftes System</u>: Wiederaufnahme d. vorbestehenden Fam.systems; ev Veränderungen dienen der Sicherung d. Gesundheitszustands d. Pat.; kurzzeitige reaktive Depr. bei Pat. u. Partner.	
Biskup J (1982) **Die psychosoziale Situation von Koronarpatienten: Eine empirische Untersuchung zur Verarbeitung der koronaren Herzkrankheiten unter Berücksichtigung der Einflüsse eines Herzinfarktes und einer Bypass Operation.** Europäische Hochschulschriften, Reihe 6, Psychologie Bd.98, Verlag Peter Lang, Frankfurt am Main Bern	50 Patienten (25 Pat. mit Index-MI; 25 Koronarsklerotische Pat. ohne MI, davon: 10 Pat. mit Bypass-OP. Durchschnittsalter: 52,1 Jahre) wurden während eines Rehabilitationsaufenthaltes mittels halbstündigem halbstandardisiertem Interview und Fragebogen hinsichtlich ihrer psychosozialen Situation untersucht. Die Ehepartnerinnen bearbeiteten nur den Fragebogen, den sie postalisch an den Untersucher zurücksandten. Fragebogenzusammenstellung aus: Allgemeinen Fragebogen, der die Wahrnehmungen und Interpretationen der KH und ihrer Folgen betrifft; Körperfragebogen, um die Körperwahrnehmung des Pat. zu erfassen; Fragebogen zur aktuellen Selbst- und Fremdwahrnehmung (=Gießen-Test). * In der Ehe klagsamer Patienten erfolgt eine gemeinsame Verleugnung der KH und ihrer Folgen: Die Partner sind überfürsorglich und die Patienten verhalten sich zusätzlich einschränkend. Die leugnenden Patienten behielten die dominante Position innerhalb der Partnerschaft (Fixierung: dominanter Mann - gefügige Frau). * Insgesamt werden die KHK-Patienten nur in geringem Ausmaß in ihrer Selbstwahrnehmung von ihren Partnerinnen bestätigt (Unterschied zu Durchschnittsehen). Die Festlegung des Selbstbildes ist in allen Bereichen reduziert und das gegenseitig akzeptierte Rollengefüge v.a. im Bereich der Depressivität in Frage gestellt. * Bei den untersuchten Paaren ist, im Vergleich zu Durchschnittspaaren überwiegend eine Tendenz zu symmetrischen Rollenpositionen festzustellen. Eine sonst übliche Aufteilung in die Positionen depressiv und hypomanisch konnte bei keinem der Koronarpaare gefunden werden. Dagegen kämpfen 21% der Koronarpaare um die sozial unerwünschte depressive Position. Das heißt, dass der Patient in seiner neuen Position als eher zur Selbstreflexion neigenden, depressiven, abhängigen Menschen von der Partnerin nicht akzeptiert wurde, die ihn in der männlich-hypomanischen Rolle festlegen wollte. Eine Veränderung der psychosozialen Position des Patienten wurde durch diese Wechselwirkungen interpersoneller Wahrnehmung erschwert.	Studientyp: II-2
Biskup J, Bandelow G (1996) **Fragebogen zur Wahrnehmung chronischer Krankheit bei Paaren. Wahrnehmungsmuster bei Koronarpatienten und deren Partnerinnen.**	Vorstellung eines Fragebogens zur Wahrnehmung und Verarbeitung einer chronischen Krankheit, der in je einer Parallelform für den Patienten und den Partner vorliegt. * 103 männliche KHK-Patienten und ihre Partnerinnen wurden mit dem FWKF untersucht. *Die Faktorenanalyse ergab jeweils vier, hoch übereinstimmende Faktoren: 1: Abhängigkeit vs. Unabhängigkeit; 2: Resignation vs. Hoffnung bezüglich	Studientyp: I

Zsch Psychosom Med 42:56-70	des körperlichen Zustandes; 3: Positive vs. negative Erwartung bezüglich sozialer Resonanz; 4: Selbst- und Partnerorientierung vs. Leistung. * Es wurden vier Skalen abgeleitet, die die Wahrnehmungs- und Verarbeitungsmodi des Patienten und seines Partners und so die Partnerinteraktion im Hinblick auf die KHK erfassen. * Es konnten Paare identifiziert werden, die mit großer Übereinstimmung Extremwerte beziehen und sich dadurch wenig Entwicklungsspielraum lassen. Die Bedeutung der Ergebnisse für eine gezieltere und damit verbesserte psychosoziale Beratung von Koronarpatienten und ihren Partnern wird diskutiert.	
Bunzel B, Grundböck A, Schubert MT (1992) **Krankheitsverleugnung und ihr Einfluss auf die Paarbeziehung nach Herztransplantation.** Prax Psychother Psychosom 37:36-47	Fallstudie: Anhand von zwei Paaren (2 männliche KHK-Patienten und ihre Ehefrauen) wurde die Bedeutung und Auswirkung der Krankheitsverleugnung vor und ein Jahr nach Herztransplantation auf die Partnersituation untersucht. * Getrennt voneinander erfolgende Gespräche mit klinischer Psychologin daheim oder im Spital mittels halbstandardisierten tiefenpsychologisch orientiertem Interview. Gesprächsaufzeichnungen und schriftliche Protokollierung und parallele Vorgabe des FAM III (Familieneinschätzungsbogen von Skinner und Steinhauer). * Graphische Darstellungen und psychometrische Einzelfallstatistik <u>Ergebnisse für beide Paare:</u> *Die Verleugnung der schweren HK wurde sogar nach erfolgter Transplantation aufrechterhalten. * Die Einschätzung der Funktionalität der Zweierbeziehung veränderte sich beim Partner ohne KH-Einsicht kaum, beim nicht-verleugnenden Partner jedoch drastisch: -) präoperativ: funktional-mäßig defizitär erlebte Ehesituation -) postoperativ: erlebte Verschlechterung, v.a. hinsichtlich: Problemlösungskapazität und Aufgabenerfüllung.	Studientyp: III
Schwartz-Kraft B (1993) **Bedeutung der Paarbeziehung von Koronarpatienten für Entstehung und Verlauf der Krankheit.** VAS, Frankfurt	<u>Fragestellungen:</u> * Übereinstimmung der Selbst- und Fremdwahrnehmung von TCA-Pat. u. ihrer Ehefrauen bzgl. Gesundheitsverhalten des Pat., Persönlichkeitsmerkmalen des Pat., der Auswirkung der KHK auf Familienleben und Partnerschaft. * Psychosomatische Erkrankungen der Ehefrauen zum TCA- Zeitpunkt. * Paardynamische Bewältigungsmuster * Persönlichkeitsmerkmale oder Verhaltensweisen der Ehefrauen <u>Methodik und Statistik:</u> Feldstudie mit hypothesengenerierendem Charakter; Unstrukturierte Interviews, Fragebogen (von Giernat, 87) Daten auf Ordinal- und Nominalskalenniveau - deskriptive, explorative Statistik; keine Vergleichsgruppe aus der Normalpopulation, daher: schwierig zu bewer-	Studientyp: II-3 TCA = transluminale Koronarangioplastie

	ten, ob Ergebnisse typisch für Koronarpaare sind. Stichprobe: 75 Partnerinnen von TCA-Pat. (74 verh., 1 getrennt lebend Ablauf: Interview 1 Tag vor TCA; Kontakt mit Pat. 1 Tag nach TCA: Befinden und Zukunftsvorstellungen Ergebnisse aus den Fragebogenerhebungen: * Die Partnerinnen reagieren mit Angst, Unklarheit über Genese der KH (bei beiden), erhöhtem Informationsbedürfnis hinsichtlich körperlicher Belastbarkeit, Autofahren, Diät, Sexualität des Pat. und mit Abnahme der Sexualität. * Der Vergleich der Selbst- und Fremdwahrnehmung der Paare ergibt hohe Übereinstimmung in der Einschätzung der v.a. psychisch lokalisierten Arbeitsbelastung und Einschätzung der Persönlichkeitsmerkmale des Pat. wie Zwanghaftigkeit und Abgrenzungsschwierigkeiten. * Trend zur gemeinsamen Verleugnung von Konflikten in Partnerschaft und Familie. Beide Partner spielen sozial unerwünschte Persönlichkeitsmerkmale des KHK-Pat. wie Stimmungslabilität, Depressivität und Ängstlichkeit herab. Ehefrauen zeigen eine noch größere Tendenz zum Verleugnen, da sie die sozial unerwünschten Eigenschaften, die sich die Pat. eher zugestehen, nicht wahrnehmen. Auch Überforderungstendenzen werden von den Ehefrauen geleugnet. Zusammenfassende Betrachtung der Fallbeispiele: *Die Pat. zeigen ein niedriges Angstniveau und eine Abspaltung von Angst und Trauer. *Die Ehefrauen können insgesamt ihre Angst etwas mehr ausdrücken. *Die Gefahr der Herzerkrankung wird von beiden Partnern realistisch eingeschätzt, die Sorge darüber wird von fast allen Paaren bagatellisiert. Die TCA-Pat. zeigen in den Interviews eher misstrauische und kontrollierende Züge, die Ehefrauen verhalten sich brav und angepasst - im Verhalten mehr reagierend als agierend.	
Titscher G, Göbel-Bohrn U, Schöppl C (in Vorber.) **Partnerschaft und Paardynamik von Patienten mit koronarer Herzkrankheit.**	s. Kapitel 3.3.1.2. * In der Partnerschaft der Koronarkranken zeigen sich, im Unterschied zu den KG-Paaren Störungen im Bereich der Kommunikation, der Beziehungsaufnahme und der Sexualität. *ad: Kommunikation: Koronarpaare zeigen eine situationsinadäquate Unterdrückung von Gefühlen und einen unzulänglichen Gefühlsausdruck. In der Beziehung besteht ein Mangel an Empathie, die Qualität des Interesses füreinander hat weniger stützenden als destruktiven Charakter (FAM) + Je stärker die somatische Erkrankung des Mannes, desto weniger Empathie besteht und desto destruktiver wird die emotionale Kommunikation in der Beziehung. * Koronarpaare geben hoch sign. seltener Konflikte in der Partnerschaft an als die KG-Paare. Grund: verstärkte Idealsisierungstendenz und grö-	Studientyp II-2

	ßeres Harmoniebedürfnis, wodurch partnerschaftliche Konflikte verdrängt werden müssen. * ad: Affektive Beziehungsaufnahme: Die Koronarpaare zeigen eine Unsicherheit in der affektiven Beziehungsaufnahme und einen Mangel an Autonomie. + Je schlechter der Gesundheitszustand des Koronarkranken, desto symbiotischer ist die Beziehung. * ad: Sexualität (siehe: Kapitel Sexualität)	
Waring EM (1983) **Marriages of patients with psychosomatic illness.** Gen Hosp Psychiatry 5:49-53	Erfahrungsbericht über psychosomatische Paare (KHK, Schmerz, Fettsucht, Hypochondriasis) als Konsiliarpsychiater. Fehlen von gegenseitigem Gefühlsausdruck, Offenheit, Vermitteln von Verpflichtungen und von Initiative und Intimität.Die Paare nahmen ihre Ehe als konfliktfrei wahr. Konsequenzen für das Management: Vermeidung von Konfrontation mit Eheschwierigkeiten und der Versuch der Steigerung von Intimität.	Studientyp III
Jordan J (1991) **Zum Erleben und zur psychischen Bewältigung medizinischer Technologie am Beispiel der percutanen transluminalen Angioplastie.** VAS, Frankfurt Main	s. Kap. 3.3.1.3. Ergebnisse hinsichtlich Partnerschaft: * Partnerinnen der KHK-Männer: -) Bagatellisieren das Risikoverhalten der Ehemänner -) Zeigen eine differente Wahrnehmung hinsichtlich der wichtigen Risikofaktoren Nikotin und Alkohol (im Vergleich zu den Männern) -) Sehen ihre Männer als belastbarer, in ihrem Sozialverhalten autonomer sowie abgrenzungsfähiger und weniger ängstlich als diese sich selbst (Rollenzuschreibungen der Frauen an ihre KHK-Männer). Da die Männer sich in den anderen Kategorien ebenfalls als sehr belastungsfähig und leistungsorientiert sehen, ist diese Rollenfixierung der Ehefrauen im Sinne von „Co-Infarktlerinnen" hinsichtlich einer psych. Veränderung des Pat. sehr hinderlich. * Die Befragung der beiden Partner zeigt eine Harmonisierung und Idealisierung des Familienlebens: Beide Partner scheinen seit der TCA häufiger gemeinsame Dinge zu unternehmen. Konflikte um Sexualität, Urlaub, etc. werden in großer Übereinstimmung verneint. * Zusammenhänge zwischen beruflichen und familiären Belastungen: -) Männer mit vielen Überstunden schildern deutlich seltener positive Familienverhältnisse (-,4107*) -) Eine hohe Zahl von Life-Events korreliert mit einer negativen Schilderung der Familiensituation (-,3146*)	Studientyp:II-1b
Halhuber C (1979) **Partnerprobleme nach MI. Die psychosomatische Situation der Frauen von Infarktpatienten.** Fortschr Med	Literaturübersicht über psychosomatische Auswirkungen eines MI des Mannes auf die Ehefrauen und Erfahrungsbericht über Gruppen mit Ehefrauen von MI-Patienten. Die Autorin bestätigt die schon beschriebenen massiven Belastungen der Ehefrauen. Außerdem beschreibt sie die unterschiedlichen Auswirkungen	Studientyp: III

97/43:1949-1950	eines Anschlussheilverfahrens des Mannes auf die Frauen von irrationalen Hoffnungen, Anspruchshaltung u. Informationsmangel.	
Mrazek J (1983) **Die subjektive Wahrnehmung des Herzinfarkts und die Angst des Infarktkranken.** In: Langosch W (Hrsg) Psychische Bewältigung der koronaren Herzerkrankung. Springer, Berlin, Heidelberg	Studie über 81 männl. MI-Pat. (M=51 Jahre). FB zur Angst vor MI- Folgen. Ergebnisse: Angst, von der Ehefrau weniger anerkannt zu werden steht an 18., vorletzter Stelle der Rangliste, d.h. dass sich Familie als besonders problemfreier Bereich darstellte. Angsthierarchie gilt nur für Situation in Reha-Klinik; andere Daten sowie persönliche Erfahrungen sprächen dafür, dass nach der Rückkehr nach Hause beispielsweise die Angst um den Arbeitsplatz oder die Angst vor sexuellen Schwierigkeiten an Bedeutung gewinne.	Studientyp II-b
Suls J, Green P, Rose G, Lounsbury P, Gordon E (1997) **Hiding worries from one´s spouse: associations between coping via protective buffering and distress in male post-myocardial infarction patients and their wives.** J Behav Med 20/4:333-349	Untersucht wurde die Beziehung zwischen „protective buffering", einem Krankheitsverarbeitungsstil bei dem die Personen ihre Probleme vor dem Partner verbergen und Distresswerten bei Post-MI-Patienten und ihren Partnerinnen. * 43 männliche verheiratete Post-MI-Patienten und ihre Frauen unterzogen sich 4 und 6 Monaten nach der Spitalsentlassung psychologischen Untersuchungen hinsichtlich „protective buffering" und Distress * Zu beiden Zeitpunkten war höheres „protective buffering" mit höheren Distress-Werten bei Beiden (Patient und Partnerin) verbunden. (Regressionsanalysen: z.B.: Nach 6 Monaten: Pat.-Distress: R-Quadrat-Change= 0,30; b=1,34; p< 0,00001; Partner-Distress: R-Quadrat-Change= 0,35; b=0,98; p< 0,01) * „Protective Patients buffering" bei 4 Wochen bewirkte erhöhten Patienten-Distress nach 6 Monaten (Pat: R-Quadrat-Change= 0,09; b= 0,78; p< 0,01; Partner: R-Quadrat-Change= 0,55; b=0,53; p< 0,001) * Die Autoren folgern: Patienten, die ihre Probleme vorm Partner verbergen, passen sich hinsichtlich psychischem Distress über die Zeit hinweg weniger gut an.	Studientyp: II-1b
Coyne JC, Smith DA (1991) **Couples coping with a myocardial infarction: a contextual perspective on wives´distress.** J Pers Soc Psychol 61/3:404-412	* Der Distress der Frauen stand in Beziehung zum Ausmaß des MI des Ehemannes, zum erlebten Erstkontakt mit dem medizinischen Personal und zur Zufriedenheit in der Ehe. * Der Distress der Frauen stand in Zusammenhang zur eigenen und patientenbezogenen Krankheitsverarbeitung. So zeigte die Krankheitsverarbeitung „protective buffering" der Frauen eine positive Beziehung zum eigenen erlebten Distress.	Studientyp: II-3
Rodriguez C (1980) **Objektbeziehungen** In: E. Moersch Zur Psychopathologie von Herzinfarkt-Patienten Psyche 34/6:536-543	100 MI-Patienten(89 männlich, 11 weiblich; Alter 52 Jahre; 90 verheiratet, 4 geschieden, 3 verwitwet, 3 ledig) Psychoanalytische Interviews * Die Untersuchung zeigt eine tendenzielle Dominanz von oralen Objektbeziehungen. Themen in der Ehebezihung waren v.a. Abhängigkeit, Sicherheits- und Versorgungsbedürfnisse („Versorgungsgemeinschaften").	Studientyp: II-3

	* In der Interviewsituation neigten die Patienten dazu, die Situation umzukehren und sich unabhängig zu präsentieren. Abwehr passiver Bedürfnisse. Abwehrmechanismen: Verleugnung, Umkehr ins Gegenteil, Projektion.	
Condrau G, Gassmann M (1989) **Das verletzte Herz** Psyche & Soma, Kreuz Verlag, Zürich	Populärwissenschaftliches Buch über allgemeinärztliche und psychotherapeutische Erfahrungen mit Herzpatienten.	Studientyp III
Mayou R (1979) **The course and determinants of reactions to myocardial infarction.** Br J Psychiatry 134:588-594	100 Patienten (89 Männer; 11 Frauen) mit Erst-MI und ihre Partner wurden mit einem halbstrukturiertem Interview zu drei Zeitpunkten hinsichtlich physiologischer und psychosozialer Faktoren befragt: im Spital sowie zwei und 12 Monate nach dem MI. Arbeit, Freizeit, Ehe, familiäre Beziehungen, Sexualität und Compliance wurden als getrennte Faktoren untersucht, da sich eine Globalmessung sozialer Faktoren als inadäquat und irreführend herausgestellt hat. Partnerbezogene Ergebnisse: * Sign. Ähnlichkeiten beim 1Jahres-outcome in psych. Zustand, Aktivitäten, Sicht der Ehe, Familienleben u. Sex. * Es gab eine beachtliche Kontinuität der individuellen Reaktionen während der Rekonvaleszenz	Studientyp: II-1b
Skelton M, Dominion J (1973) **Psychological stress in wives of patients with myocardial infarction.** Br Med J 2:101-103	s. Kap. 3.3.	Studientyp: II-2
Thompson DR, Ersser SJ, Webster RA (1995) **The experience of patients and their partners 1 month after a heart attack.** J Adv Nurs 22/4:707-714	s. Kap. 3.3.	Studientyp: II-3
Croog SH, Koslowsky M, Levine S (1976) **Personality self-perceptions of male heart patients and their wives: issues of congruence and „Coronary personality".** Percept Mot Skills 43/3 pt1:927-937	Longitudinalstudie an 283 verh. Männern mit MI, Alter 30 - 60 a und Ehefrauen. Fragen: Übereinstimmung der gegenseitigen Selbst- und Fremdeinschätzung, Ähnlichkeit d. Ehepartner in Eigenschaften. 80% der Paare waren mehr als 15 Jahre verheiratet und 50% länger als 25 Jahre. Bei beiden Partnern zeigte sich eine ähnliche Verteilung der Bewertung der Eigenschaften wie z. B. Pflichtgefühl, Sinn für Humor, Verantwortungsgefühl, sich sehr engagieren für eine Aufgabe, es oft eilig haben, welche höchste Werte bei beiden hatten. Niedrigste Werte fanden sich bei nicht erstrebsamen Eigenschaften, wie eifersüchtig, egozentrisch, leicht niedergeschlagen. Die Fremdeinschätzung stimmte dabei ziemlich mit der Selbsteinschätzung überein. Es ergab sich andererseits kein Anhalt, dass Ehepartner sich in den Eigenschaften ähneln.	Studientyp: II-Ib

Rosal MC, Downing J, Littmann AB, Ahern DK (1994) **Sexual functioning post-myocardial infarction: effects of beta-blockers, psychological status and safety information.** J Psychosom Res 38/7:655-667	s. Kap. Sexualität	Studientyp: II-2
Billing E, Bar-on D, Rehnquist N (1997) **Causal attribution by patients, their spouses and the physicians in relation to patient outcome after a first myocardial infarction: subjective and objective outcome.** Cardiology 88/4:367-372	98 Männer nach dem ersten MI (>60 Jahre), deren Frauen und die behandelnden Ärzte wurden während der Spitalsphase interviewt um die unterschiedlichen Ursachenannahmen bezüglich MI-Genese zu erheben. * Patienten und Partner stimmten in ihren Aussagen überwiegend überein. * Patienten und Ärzte zeigten einen geringeren Grad der Übereinstimmung: Patienten tendierten eher zu mehr psychischen und sozialen Ursachenattributionen, Ärzte verließen sich auf die medizinischen Fakten. * Die Kausalattributionen waren für die outcome-Einschätzung wesentlich.	Studientyp: II-2
Condon J (1988) **The assesment of Type A behavior pattern from a spouse-reported approach.** Psychol Med 18:747-755	Entwicklung eines Partner-Fragebogens (46 Items; 5 Skalen) zu TAVM des Pat., Pilotstudie mit 41 Paaren mit männl. KHK-Pat. Keine sign. Unterschiede in der Einschätzung des Globalen Typ-A-Scores: Unerwartet hohe Übereinstimmung über das vom Pat wahrgenommene TAVM u. von der Ehefrau eingeschätzte TAVM des Mannes. Subskala „Typ-A-Stil": Frauen schätzten ihre Männer höher ein, als diese sich einstuften (t=2,84; p=0,008)	Studientyp: II-2
Turton J (1998) **Importance of information following myocardial infarction: a study of the self-perceived information needs of patients and their spouse/partner compared with the perceptions of nursing staff.** J Adv Nurs 27/4:770-778	Fragebogenstudie über Informationsbedarf von CCU-Pat. u. Partnern nach Erst-MI, verglichen mit der Einschätzung des Pflegepersonals.(N = je 18). Instrument: Cardiac Patient Learning Needs Inventory (CPLNI). Ergebnisse: alle 3 Gruppen bezeichnen Lebensstilfaktoren u. Symptommanagement als die wichtigsten Informationsbereiche. Hinsichtlich der Informationskategorien „Aktivitäten" und „Medikamenten- Information" zeigten sich sign. Unterschiede zwischen Patienten und Pflegepersonal. Die Schwesterngruppe hielt diese Kategorien für sign. wichtiger als die Patienten (p< 0,01). Ebenso hielten die Schwestern „Diätinformationen" für sign. wichtiger, als dies die Partnerinnen taten (p< 0,01). Bei Patienten und Partnern bestand eine große Übereinstimmung in der Einschätzung. Lediglich die Subkategorie „Diätinformationen" war für die Partner wichtiger als für die Patienten (p< 0,10). [Mann-Whitney-U-Tests]	Studientyp: II-2

Swan GE, Carmelli D, Rosenman RH (1986) **Spouse-pair similarity on the California psychological inventory with reference to husbands´coronary heart disease.** Psychosomatic Medicine 48/3/4:172-186	Vergleich von 45 KHK Männern und deren Frauen mit 50 nicht koronarkranken Männern und ihren Frauen, die von der Western Collaborative Study rekrutiert wurden. (45 KHK-Paare und 50 Kontrollpaare) Testinstrumentarien: California Psychological Inventory und ein Lebenszufriedenheits- Fragebogen Ergebnisse: * die Mittelwerte beider Gruppen fallen in die Normalwerte. * Sowohl KHK- Männer als auch ihre Frauen sind dominanter als die KG. (KHK Männer: MW=29,9 Frauen: MW=27,8 gegenüber KG: Männer: MW=27,5 Frauen: MW=24,9 p< 0,05) * Frauen von KHK- Männern waren dominanter und weniger flexibel. (34% gegenüber 16% KG; odds ratio=2,7; CI=1,2-5,9) * Größere Partner-Übereinstimmungen bei den Kontrollpaaren. (z.B. hins.: Dominanz: r=0,33; p< 0,05) * Die VG- Paare stimmten lediglich in den Depressionswerten überein. (r= 0,32; p< 0,05)	Studientyp: II-2
Rudy EB (1980) **Patients´and souses´causal explanations of a myocardial infarction.** Nurs Res 29/6:352-356	Untersucht wurden die zugrunde liegenden Erklärungsmodelle für MI bei 50 Patienten (Ersterkrankung) und ihren 50 Partnern in akuter und rekonvaleszenter Erkrankungsphase. * Erhebungsinstrumente und -zeitpunkte: Strukturierte Interviews während der Akutphase im Spital und in der Genesungsphase daheim. * Patienten und Partner nannten als Hauptursache für die Erkrankung: Spannungen und Druck (zuhause, in der Arbeit und allgemein) * 50% änderten ihre Meinung hinsichtlich der Genese zwischen den beiden KH-Phasen. * Über 50% der Paare stimmten in der Ursachenbenennung (in beiden Phasen) nicht überein	Studientyp: II-1a
Miller PJ, Wikoff R (1989) **Spouses´psychosocial problems, resources, and marital functioning postmyocardial infarction.** Prog Cardiovasc Nurs 4/2:71-76	Untersucht wurden psychosoziale und Anpassungsprobleme von 40 MI-Pat. und Partnern, 3 Mo nach Hospitalisation. *Folgende Zusammenhänge wurden erfragt: Angst des Partners und Copingstrategien mit Funktionalität der Ehe. Partnerschaftliche Verantwortung und die Patientenwahrnehmung über Partnermeinungen hinsichtlich Patientencompliance Ergebnisse: * Die Ehefrauen erhalten vom Pat. minimale Information über erwartete Rollen und Verantwortungen. * über Patientensymptome oder die persönlichen Bedürfnisse des Patienten nach Entlassung. * Annähernd 50% der Partner erhielten Informationen über eine medizinisch gesunde Lebensweise und den kardialen Zustand. * State/Trait- Angst der Partner und emotionale Copingstrategien standen in negativem Zusammenhang zur Funktionalität der Ehe. * Problemsuche war die meistbenutzte Partner-Copingmethode	Studientyp: II-3

	* Emotionales Coping stand in negativem Zusammenhang mit der ehelichen Funktion	
Badger TA (1990) **Men with cardiovascular disease and their spouses: coping, health, and marital adjustment.** Arch Psychiatr Nurs 4/5:319-324	Untersucht wurden Copingmechanismen, Gesundheitswahrnehmungen und Ehezufriedenheit von 37 Männern mit chronisch kardiovaskulärer Erkrankung im mittleren Alter und ihren Partnerinnen. Testinstrumentarien: Ways of Coping Questionnaire (WOC); General Health Rating Index (GHRI); Dyadic Adjustment Scale (DAS) * Die Paare glichen sich in den Antworten hinsichtlich Krankheitsverarbeitung. Sie benutzten mehr emotionale als problemfokussierende Strategien, um die chronische KH zu verarbeiten. * Männer mit chronisch kardialer Erkrankung hatten sign. niedrigere Werte für Gesundheitswahrnehmung als ihre Partnerinnen: GHRI-Männer: MW= 72,30 GHRI-Frauen: MW=82,44; F= 6,45; p< 0,01) * Die subjektiven Gesundheitswahrnehmungen erwiesen sich für die Voraussage der Krankheitsverarbeitung als nützlicher als objektive KH-Indizien. * Die wichtigsten Indikatoren für die Schwesternarbeit werden eingeschätzt und empfohlene Interventionen diskutiert.	Studientyp: II-3
Bennett P, Connell H (1999) **Dyadic processes in response to myocardial infarction.** Psychology, Health & Medicine 4,1:45-55	Befragung von 43 Paaren (Mann post-MI, Alter X=65a, Frauen X=62, Zeit post-MI X=7,5 Mo). Erhoben wurden Auswirkungen der Schwere d. Erkrankung, Coping-Reaktionen von Pat. u. Partnerin, Support Instrumente: Dyadic Adjustment Scale (DAS), Duke-SSQ, HADS, MOS Short Form 36, COPE, Peel Index Ergebnisse: 40% d. Männer u. 60% d. Frauen zeigten klin. Kriterium für Angst. 24% d. Männer u.29% d. Frauen waren depressiv. Bei Pat. u. Partnerinnen häufiger aktive als emotionsfokussierte Copingstrategien. Einfluss auf d. Pat.: Stärkster Zusammenhang zw. Angst u. Copingstrategien für Abreagieren, dann für Alkohol- u. Drogenkonsum. Unter den dyadischen Variablen trug nur ein Faktor, Gefühlsausdruck, zur Varianz beim Angstscore bei. Schwere oder Zeitpunkt des MI waren nicht mit Angst assoziiert. Körperl. Beeinträchtigung war mit Angst u. Depression u. 3 Copingstrategien assoziiert: fehlendes Engagement d. Frau, Abreagieren u. Verleugnung. Einfluss auf d. Partnerin: Im Gegensatz zu Pat. sign. Korrelation von Angst u. Depression mit Krankheitsvariablen (Schwere d. MI, körperl. Beeinträchtigungen). Angst korreliert mit Abreagieren, Unterdrückung von konkurrierenden Aktivitäten u. Fehlen von vertrauensvoller Unterstützung. Depression abhängig von SS (Dyadische Kohäsion, vertrauensvoller Unterstützung). Korrelation mit Depression d. Mannes	Studientyp: II-3
Yeh MI, Gift AG, Soeken KL (1994)	Studie über Verwendung und wahrgenommene Effektivität der Copingstrategien von (21 weibl. u. 10	Studientyp: II-3

Coping in spouses of patients with acute myocardial infarction in Taiwan. Heart Lung 23/2:106-111	männl.) Partnern von Patienten mit akutem MI in Taiwan. Instrument: Revised Ways of Coping Scale. Ergebnisse: Suche n. SS am häufigsten, Konfrontatives Coping am seltensten. Pos. Zusammenhänge zw. Ausmaß u. Effektivität d. verwendeten Mechanismen. Männer verwenden geplantes Problemlösungsverhalten häufiger als Frauen. Sie finden auch Selbstkontrolle und Annehmen von Verantwortung effektiver. Ältere Partner halten Problemlösungsverhalten für wirkungsvoller als jüngere.	
Trijsburg RW, Erdmann RA, Duivenvoorden HJ, Thiel JH, Verhage F (1987) **Denial and overcompensation in male patients with myocardial infarction. An explorative study of the measurement of defense mechanisms by interpersonal comparison.** Psychother Psychosom 47/1:22-28	Konstruktion eines Messinstruments für Abwehrmechanismen (Verleugnung, Abhängigkeit, Angst, vitale Erschöpfung). 122 männl. MI-Pat. u. Partner. Pat. fanden sich weniger ärgerlich, abhängig, ängstlich und erschöpft als die Partner sie einschätzten. [Mittlere Diff.: (Pat.-Partner); t-Test für anhängige Stichproben; ärgerlich (3,95); p< 0,001; abhängig (3,65); p< 0,001; ängstlich (4,23); p< 0,001; erschöpft (2,77); p< 0,001] Bezüglich Aggression und Aktivität zeigten sich keine Unterschiede in den Einschätzungen von Pat. und Partnerinnen.	Studientyp: II-2
Kneip RC, Delamater AM, Ismond T, Milford C, Salvia L, Schwartz D (1993) **Self- and spouse ratings of anger and hostility as predictors of coronary heart disease.** Health Psychol 12/4:301-307	Es wurden Selbst- und Partnereinschätzungen hinsichtlich Ärger- und Feinseligkeit als Prädiktoren für KHK bei 185 weibl. und männl. kardialen Patienten erhoben. * Untersuchungsinstrumente: MAI: Multidimensional Anger Inventory; MCSD: Marlowe-Crowne Social Desirability Scale (Patienteneinschatzung) und MAI: Partnereinschätzung * Patientenrating: Ärger und soziale Erwünschtheit waren invers korreliert. *Patientenrating: Keine Geschlechtsdifferenzen hinsichtlich Ärger- Werte * Partnerrating: Frauen schätzten ihre Männer höher hinsichtlich Ärger und Feindseligkeit ein, als die männlichen Partner ihre Frauen. * Partnereinschätzung: Patienten mit positivem Thalliumscan wurden hinsichtlich Ärger und Feindseligkeit höher eingestuft. * Nach Miteinbeziehung der Risikofaktoren blieb nur die vom Partner eingeschätzte Feindseligkeit als Prädiktor für den Koronarstatus übrig.	Studientyp: II-3
Johnston BL, Cantwell JD, Watt EW, Fletcher GF (1978) **Sexual activity in exercising patients after myocardial infarction and revascularization.** Heart Lung 7/6:1026-1031	Untersucht wurden die Auswirkungen eines medizinisch überwachten gymnastischen Trainingsprogrammes auf koitale Gewohnheiten nach MI und myokardialer Revaskularisation mittels postalisch versandten Fragebögen bei 130 Patienten. Rücksenderate: 87 (67%) - davon: 68 MI-Pat. und 19 Pat. mit myokardialer Revaskularisation. * Die Post-MI- Gruppe verringerte ihre koitale Frequenz nach MI um 28% im Unterschied zu nur 10% bei der Revaskularisationsgruppe.	Studientyp: II-3

	* MI-Pat. nahmen nach durchschnittlich 9,4 Wochen ihre sex. Aktivität wieder auf, im Unterschied zu 5,7 Wochen in der Revaskularisationsgruppe. * Die allgemeine Verringerung sex. Aktivität ist in der untersuchten Klientel mit physischem Trainingsprogramm geringer, als sie bei nichttrainierten Post-MI-Patienten beschrieben wurde.	
Papadopoulos C, Larrimore P, Cardin P, Shelley SI (1980) **Sexual concerns and needs of the postcoronary patient´s wife.** Arch Intern Med 140/1:38-41	Es wurden 100 Ehefrauen von Männern nach MI untersucht. * 31 Frauen dachten über die sexuellen Auswirkungen schon während des Spitalsaufenthaltes ihrer Männer nach, alle jedoch spätestens nach der Spitalsentlassung. * Nur 45 Frauen erhielten Informationen über Sexualität vor der Spitalsentlassung. * 76 Paare nahmen ihre sexuellen Aktivitäten wieder auf * die Angst der Frauen wurde durch die Information nicht vermindert. Sie war nicht ausschlaggebend für die Wiederaufnahme der sexuellen Aktivitäten, jedoch bedeutend für die Qualität und Häufigkeit der sexuellen Aktivitäten.	Studientyp: II-3
Papadopoulos C, Shelley SI, Piccolo M, Beaumont C, Barnett L (1986) **Sexual activity after coronary bypass surgery.** Chest 90/5:681-685	Es wurden 134 Patienten hinsichtlich der Auswirkungen der Bypass-OP auf ihre Sexualität und hinsichtlich der Beziehungen: Sexuelle Aktivität und Arbeitsstatus, interviewt. * 84 der 92 Patienten, die zuvor sexuell aktiv waren und 2 der zuvor inaktiven beschrieben sex. Aktivitäten. * Sex. Unzufriedenheit vor der OP wirkte sich negativ auf die Wiederaufnahme sex. Aktivitäten danach aus, während Wiederaufnahme der Arbeit sich positiv auf die Wiederaufnahme sex. Aktivitäten auswirkte. * Die durchschnittliche Zeit der Wiederaufnahme nach der OP betrug: 7,8 Wochen. * 39% der Pat. hatten danach weniger sexuelle Aktivitäten. * 17% der Pat. und 35% der Partner drückten Angst vor der Wiederaufnahme sex. Aktivitäten aus. * 23% der Pat. hatten kard. Symptome während sex. Aktivität. * Die Paare, die ihre sex. Aktivität wieder aufnahmen, zeigten eine engere emotionale Beziehung. *2/3 der Pat. erhielten sex. Beratung, aber nur in 20% der Fälle initiierte der Arzt die Beratung. * Nach Bypass-OP besteht ein besseres Befinden hinsichtlich Sexualität, im Vergleich zu MI-Pat. in anderen Studien.	Studientyp: II-3
Mann S, Yates JE, Raftery EB (1981) **The effects of myocardial infarction on sexual activity.** J Cardiac Rehabil 1:187-193	Die Studie untersucht das sex. Verhalten und die sex. Aktivität von 100 Patienten (Durchschnittsalter=54,3 Jahre) nach Erst-MI (vor 1 Jahr), die im Anschluss an die Hospitalisierung einen kurzen Rehabilitationskurs besuchten, der Diskussionen hinsichtlich sexueller Themen beinhaltete. Instrumente: Interview; Middlesex Hospital Questionnaire Ergebnisse: * 88 Pat. (darunter 9 Frauen) wurden interviewt; 20	Studientyp: II-3

	Pat. waren vor dem MI sexuell nicht aktiv gewesen und 13 andere hatten nach 1 Jahr ihre sex. Aktivitäten nicht wieder aufgenommen * 33 (59%) der verbliebenen 55 Pat. beschrieben verminderte sex. Aktivität. (durchschn. sex. Kontakte: vor MI=5,6/nach MI=3,7; t-Test: p<0,001) * Gründe: Verlust der Libido; Impotenz und kardiale Symptome. Nur wenige Pat. beschrieben Angst im Zusammenhang mit sex. Aktivität. * Die Autoren folgern, dass der Rehab.-Kurs möglicherweise die Ängste der Pat. erniedrigen, jedoch eine allg. Reduktion in der sex. Aktivität nicht verhindern konnte.	
Sjogren K, Fugl-Meyer AR (1983) **Some factors influencing quality of sexual life after myocardial infarction.** Int Rehabil Med 5/4:197-201	49 männliche Pat. mit Erst-MI wurden anhand strukturierter Interviews hinsichtlich Aspekten sex. Funktion vor und nach dem MI untersucht. Penis-Blutdruck und Durchflussmessung bei 13 Pat. * 63% berichteten über eine Verschlechterung der sexuellen Funktion nach MI. * Bei 45% erniedrigte sich der Grad der allg. sex. Zufriedenheit * Die Ergebnisse zeigen auf, dass sowohl biologische als auch psychosoziale Faktoren für das Auftreten sex. Dysfunktionen bestimmend sind.	Studientyp: II-3
Dhabuwala CB, Kumar A, Pierce JM (1986) **Myocardial infarction and ist influence on male sexual function.** Arch Sex Behav 15/6:499-504	Untersucht wurde die sex. Dysfunktion bei 50 männlichen Patienten nach MI. Vergleich mit KG: 50 Kontroll-Patienten, hinsichtlich Alter, Blutdruck, Diabetes und Rauchverhalten vergleichbar. * 76% der MI-Pat. zeigten sex. Dysfunktionen; Erektionsstörungen ließen sich in 42% der Fälle nachweisen; 68% der KG-Pat. hatten sex. Dysfunktionen; Erektionsstörungen lagen in 48% der Fälle vor. Hinsichtlich der beiden Gruppen bestanden keine sign. Unterschiede * Es gab sig, Beziehungen zwischen sex. Beratung und sex. Funktionsfähigkeit: Pat. welche Informationen erhielten, z.B. über die Sicherheit bei der Wiederaufnahme des Geschlechtsverkehrs, zeigten einen geringeren Grad an Besorgnis in der Post-MI-Periode.	Studientyp: II-2
Kavanagh T, Shephard RJ (1977) **Sexual activity after myocardial infarction.** Can Med Assoc 116/11:1250-1253	161 Patienten nach MI wurden über ihre sexuelle Aktivität befragt. Sie durchliefen ein übungszentriertes Rehab.programm. * Bei rund 50% veränderte sich die sex. Aktivität nicht bzw. stieg an in Bezug zu der Zeit vor dem Infarkt. * In den verbliebenen Fällen war die sex. Aktivität in Bezug zu vorher, reduziert. 29 dieser Männer waren in einer passiven, sex. Rolle; 26 hatten eine aktuelle AP bzw. litten unter Extrasystolie während des Verkehrs. * Die Pat. mit verminderter sex. Aktivität unterschieden sich von den anderen nicht hinsichtlich der Persönlichkeitstests;	Studientyp: II-1b

	Fragen, die ihre Frauen beantworteten zeigten, dass sie weniger willig waren, Verantwortung anzunehmen, dass sie erhöhte Anpassungsschwierigkeiten an das Leben zuhause und in der Arbeit hatten und neurotischer und depressiver waren als jene mit normaler oder erhöhter sex. Aktivität nach MI. * Sie hatten weniger Trainingsnutzen * Die Häufigkeit der AP-Anfälle und der Extrasystolen war während des Verkehrs niedriger als während der standardisierten Laborübung. Deshalb wurde geschlossen, dass normale sex. Beziehungen kein spez. Risiko für den durchschnittlichen Post-MI-Pat. darstellen.	
Titscher G, Göbel-Bohrn U, Schöppl C (in Vorber.) **Partnerschaft und Sexualität bei Koronarkranken.**	s. Kap. 3.3. * Untersuchungsergebnisse zur Sexualität der Koronarpaare: 60% der Koronarpaare gaben eine Veränderung in ihren sexuellen Gewohnheiten seit Beginn der KHK an. Die Patienten gaben an: 30% „keinen Geschlechtsverkehr mehr"; 30% „Verminderung der sexuellen Aktivität"; 25% „Sex nicht wichtig; kein Interesse"; 15% „Impotenz"; Die Partnerinnen gaben an: 30% „keinen Geschlechtsverkehr mehr"; 30% „Verminderung der sexuellen Aktivität"; 30% „Impotenz des Mannes"; 10% „Kein Interesse; Sexualität nicht wichtig"; Die Partnerangaben waren (bis auf den Punkt der Impotenz) hoch übereinstimmend. Das Empfinden der Veränderung in der Sexualität ist für Patienten: 60% „kein Problem; egal"; 35% „belastend"; 5% „keine Angaben" für die Partnerinnen: 50% „kein Problem, egal"; 20% „belastend, weinen zum Teil"; 20% „entlastend, es ist ihnen recht"; 10% „haben weniger Interesse" * Die Frage: „Haben Sie mit Ihrem Partner schon einmal über das Thema Sex gesprochen?", beantworteten 50% der Patienten mit „Nein" Gründe dafür: 30%: „Wir verstehen einander ohne zu reden"; 30%: „Dafür haben wir keine Zeit"; 30%: machten keine Angaben Von den Partnerinnen verneinten 70% diese Frage. 40% meinten: „Sex ist kein Thema"; 30% sagten: „Sex ist ein zu heikles Thema - das würde den Ehemann zu sehr belasten"; 30% gaben keine Gründe an.	Studientyp: II-2
Schott T (1987) **Ehepartnerinnen von Herzinfarktpatienten: Ein Exkurs. In: Badura B. et al.: Leben mit dem Herzinfarkt. Eine sozialepidemiologische Studie.**	s. Kap. 3.3. * Sexualität: 28% und mehr sehen den Partner 1 Jahr nach MI in dieser Hinsicht als stark oder sehr stark beeinträchtigt; nur 30% der Frauen sehen die Sexualität ihres Ehemannes als nicht beeinträchtigt an.	Studientyp: II-1b

Springer Berlin Heidelberg, 158-178		
Gupta MC, Singh MM, Gurnani KC, Pandey DN (1990) **Psychopathology of delayed resumption of sexual activity after myocardial infarction.** J Assoc Physicians India 38/8:545-548	30 MI- Pat. wurden untersucht, um die Auswirkung des MI auf die sex. Aktivität (Stress bei Wiederaufnahme und Faktoren für verzögerte Wiederaufnahme) zu untersuchen. * 26% entwickelten Symptome, die während aller Phasen der sex. Aktivität bestanden, jedoch ausgeprägter in der Erregungsphase waren. * In nur 11,3% der Fälle kehrte die sex. Aktivität innerhalb von 6 Monaten auf das normale Niveau zurück, in den verbliebenen Fällen ergab sich eine Abnahme der sex. Aktivität * In 27,8% der Fälle war Angst hinsichtlich auffallender Anstrengung in die sex. Aktivität involviert; in 12,7% der Fälle war dieser Faktor verantwortlich für die verzögerte Wiederaufnahme der sex. Aktivität. * In 39% der Fälle nahm die Qualität der sex. Aktivität ab.	Studientyp: II-1b
Ngen CC, Quek DK, Ong SB (1991) **Sexual morbidity after myocardial infarction.** Med J Malaysia 46/1:35-40	65 männliche, verheiratete Pat. (Durchschnittsalter: 54,4 Jahre) wurden durchschnittlich 42 Monate nach MI mittels halbstrukturiertem Interview hinsichtlich ihrer sex. Aktivität vor und nach dem Ereignis befragt. * 70% beschrieben eine stat. sign. Abnahme der sex. Kontakthäufigkeit ($p<0,01$). * Die Mehrheit hatte Schwierigkeiten mit ihrem Arzt über sex. Themen zu sprechen. Gründe: zu geringe Arzt-Pat.-Kommunikation; kulturelle Faktoren; Mangel an Privatsphäre.	Studientyp: II-3
Rosal MC, Downing J, Littmann AB, Ahern DK (1994) **Sexual functioning post-myocardial infarction: effects of beta-blockers, psychological status and safety information.** J Psychosom Res 38/7:655-667	Die Studie untersucht die Effekte von drei Faktoren (Beta-Blocker-Gabe; psycholog. Distress und Beratung hins. kard. Sicherheit bei sex. Aktivität) auf Post-MI erniedrigte sexuelle Funktionsfähigkeit. 63 männliche Post-MI- und Post-Rehab.-Patienten und ihre Partnerinnen aus 6 Bostoner Spitälern. Varianzanalysen um den Effekt jeden Faktors auf die sex. Funktion zu überprüfen. Das Alter diente als Kovariate. Erhebung hinsichtlich Sexualität: Sexual Relations Scale of the Psychosocial Adjustment to Illness Scale (PAIS-SR-IV) und Derogatis Interview of Sexual Functioning (DISF). * Bei 62% der Pat. hatte der MI eine Auswirkung auf die sexuelle Funktionsfähigkeit (45%: geringe; 14% mittelschwere; 5% starke Auswirkungen) * Es bestand hohe Übereinstimmung hinsichtlich der Patienten und Partner-Angaben zur Sexualität nach MI ($r=0,72$; $p<0,0001$) * 13% der Patienten und 13% der Partner erhielten keinerlei Information hinsichtlich der Sicherheit sexueller Aktivität nach MI (vom medizinischen Personal). * Der psychische Distress erklärte 24% der Varianz der verminderten sex. Aktivität nach MI ($p<0,002$), während Beta-Blocker-Gabe und sex. Beratung keine sign. Prädiktoren für die beobachteten Veränderungen in der sexuellen Aktivität waren.	Studientyp: II-2

Drory Y, Kravetz S, Florian V, Weingarten M (1998) **Sexual activity after first myocardial infarction in middle-aged men: Demographic, psychological and medical predictors.** Cardiology 90/3:207-211	Soziodemographische, medizinische und psychologische Variablen wurden als potentielle Prädiktoren für die sexuelle Aktivitätshäufigkeit und Zufriedenheit bei 276 israelischen, männlichen Erst-MI-Patienten (Altersrange:30-65 Jahre) untersucht. * Datenerhebung durch Interviews und medizinische Kurven: 1.: vor Spitalsentlassung; 2.: 3-6 Monate nach MI. * Es besteht ein größerer Varianzbereich hinsichtlich sexueller Aktivitätshäufigkeit als für sexuelle Zufriedenheit 3-6 Monate nach MI (32% und 23%). * Sexuelle Aktivitätshäufigkeit (r=0,42; p<0,001) und Zufriedenheit (r=0,32; p<0,001) vor dem MI trug am meisten zu Häufigkeit und Zufriedenheit auch nach dem MI bei. * Alter (r= -0,35; p<0,001) und Erziehung (r=0,24; p<0,001) spielten eine wichtige Rolle hinsichtlich der Frequenz sexueller Aktivität, während medizinische und psychologische Variablen [Diabetes (r= -0,24; p<0,01) und Depression (r= -0,16; p<0,01)] eine untergeordnete Rolle verzeichneten.	Studientyp: II-1b
Halhuber C (1985) **Die Einbeziehung des Partners in die umfassende Behandlung des Infarktkranken.** In Langosch W (Hrsg): Psychische Bewältigung der chronischen Herzerkrankung, Springer, Berlin Heidelberg	Erfahrungsbericht mit Koronargruppen in der Rehabilitation	Studientyp III
Bloch A, Maeder J, Haisey J (1975) **Sexual problems after myocardial infarction** Am Heart J 90: 536	100 Patienten (88 Männer und 12 Frauen; Durchschnittsalter: 58 Jahre) wurden in einer follow-up-Studie durchschnittlich 11 Monate nach akutem MI systematisch hinsichtlich ihrer gewohnten sexuellen Aktivität vor dem MI und zu den Untersuchungszeitpunkten, befragt. Ergebnisse: * MI erniedrigt die sex. Aktivität (durchschn. monatliche Frequenzen: vor dem MI=5,2/nach dem MI=2,7) bei allen Altersgruppen * Es besteht kein geradliniger Zusammenhang zwischen dem Rückgang sex. Aktivität und der tatsächlichen körperlichen Belastbarkeit bzw. der Rückkehr zu anderen Alltagsaktivitäten (z.B. Wiederaufnahme der Arbeit). * Patientenerklärungen für den Rückgang waren: Angst vor plötzlichem Herztod oder neuerlichem MI; Angst vor Impotenz; Abnahme in der sexuellen Erlebnisfähigkeit; Depression und allg. Ängste	Studientyp: II-1b
Wiklund I, Sanne H, Elmfeldt D, Vedin A, Wilhelmson C (1984) **Emotional reaction, health preoccupation and sexual activity two months after a**	Untersucht wurden: Emotionale Reaktion, Gesundheitsbeschäftigung und sex. Anpassung in Relation zu sozialen, psychologischen und somatischen Faktoren vor, während und nach Erst-MI bei 201 männlichen konsekutiven Patienten. * Psychologische und soziale Daten: brief interview und Fragebogenerhebungen; Somatische Da-	Studientyp: I

myocardial infarction. Scand J Rehabil Med 16/2:47-56	ten: über standardisierte medizinische Erhebungen. * Der Grad der gesundheitlichen Beschäftigung variierte hoch als Reaktion auf die MI-Diagnose. * 79% der Pat. klagten über Ermüdung und 65% fühlten sich ängstlich und depressiv. * Ermüdung (Erschöpfung) und Nervosität wurden von den Pat. als mehr behindernd angesehen als kardiale Symptome. * Emotionaler Distress bezog sich auf die vorangegangene Geschichte emotionaler Beschwerden, auf psychologische Faktoren und auf subj. koronare Beschwerdeschilderung; Der emotionale Distress stand nicht in Beziehung zu medizinisch erhobenen kardialen Symptomen, zu demographischen und sozialen Daten. * Sexuelle Fehlanpassung, v.a. durch Angst verursacht, war häufig und stand in Beziehung zu emotionalen und somatischen Faktoren.	
Skelton M, Dominion J (1973) **Psychological stress in wives of patients with myocardial infarction.** Br Med J 2:101-103	s. Kap. 3.3. Nur 9 Paare kehrten zur sex. Aktivität der Zeit vor dem MI zurück.	Studientyp: II-2
Mayou R, Foster A, Williamson B (1978) **The psychological and social effects of myocardial infarction on wives.** Br Med J 18/16114:699-701	s. Kap. 3.3.	Studientyp: II-1b
Mayou R (1979) **The course and determinants of reactions to myocardial infarction.** Br J Psychiatry 134:588-594	s. Kap. 3.3.	Studientyp: II-1b
Beach EK, Maloney BH, Plocica AR, Weaver M, Luthringer L, Utz S (1992) **The spouse: a factor in recovery after acute myocardial infarction.** Heart Lung 21/1:30-38	Deskriptive Longitudinalstudie (über 6 Monate) bei 17 verheirateten Paaren; 1 Paar beschrieb seinen od. ihren ersten akuten MI. * Untersucht wurde die Frage:"Gibt es eine Beziehung zwischen der sozialen Unterstützung des Partners, Familienstress, Ehezufriedenheit, sexuelle Zufriedenheit und der Erholung des Pat. nach akutem MI?" * Drei Messzeitpunkte während der 6 Monate nach dem MI * Es bestehen sign. Beziehungen zwischen dem Familienstress des Partners, seiner Ehezufriedenheit und seiner sexuellen Zufriedenheit und der Erholung des Pat. nach MI * Es gibt eine sign. Beziehung zwischen der sexuellen Zufriedenheit des Partners und der Ehezufriedenheit.	Studientyp: II-1b

Wabrek AJ, Burchell RC (1980) **Male sexual dysfunction associated with coronary heart disease.** Arch Sex Behav 9:69-75	Pilot-Studie über 18 Männer (Alter zwischen 38-68 Jahren), die wegen akutem MI hospitalisiert waren, ergab dass 44% impotent waren und 28% an vorzeitiger Ejakulation (vor dem MI) litten. In der vorliegenden Studie wurden in einer 10 Monatsperiode, 131 männliche Patienten (Alter: 31-86 Jahre) während ihrer Hospitalisation wegen akutem MI, über ihre sexuelle Funktionsfähigkeit vor dem Infarkt, interviewt. *2/3 der Männer hatten, nach eigenen Angaben, ein signifikantes sexuelles Problem. * 64% dieser Männer mit sexuellen Dysfunktionen waren impotent, 28% berichteten über eine signifikante (mehr als 50%) Abnahme in der Häufigkeit der sexuellen Aktivität und 8% litten an vorzeitiger Ejakulation. Für die kardiale Rahabilitation bedeutet das, dass eine Rückkehr zur sexuellen Funktionsfähigkeit vor dem MI kein ausreichendes Therapieziel sein kann.	Studientyp: II-3
Badura B, Kaufhold G, Lehmann H, Pfaff H, Richter R, Schott T, Waltz M (1988) **Soziale Unterstützung und Krankheitsbewältigung - Neue Ergebnisse aus der Oldenburger Longitudinalstudie 4 ½ Jahre nach Erstinfarkt.** Psychother med Psychol 38:48-58	s. Kap. 3.3.	Studientyp: I (II-1b)
Steinke EE, Patterson-Midgley P (1998) **Importance and timing of sexual counseling after myocardial infarction.** J Cardiopulm Rehabil 18/6:401-407	Untersucht wurden Unterschiede in der Wahrnehmung der Bedeutung und des Zeitpunktes sexueller Beratung bei 91 Patienten mit MI. Erhebungszeitpunkte: 2,4 und 6 Monate nach MI. Erhebungsinstrumente: Patientenrating über 14 Beratungsitems über Sexualität hinsichtlich Wichtigkeit und Zeitpunkt (Likert-Skala von 1-5); Einstufung der bevorzugten Aufklärungsmethode * Zu allen drei Zeitpunkten wird die Bedeutung sexueller Beratung hoch bewertet. * Bevorzugt wird eine schriftliche Aufklärung, gefolgt von dem persönlichen Gespräch und der Beratung über Video.	Studientyp: II-3
Steinke EE, Patterson-Midgley P (1998) **Perspective of nurses and patients on the need for sexual counseling of MI-patients.** Rehab Nurs 23/2:64-70	Anhand des Konzeptes zur sexuellen Integrität wurden Patienten und Pflegepersonal hinsichtlich ihrer Wahrnehmungen bezogen auf das Bedürfnis nach sexueller Beratung bei Patienten im akuten Setting nach MI, untersucht. Qualitative Datenanalyse Die Datenkategorisierung erfolgte anhand der Determinanten sexueller Integrität: Selbst-Identität, Kommunikation und Umwelt. Ergebnisse: -) Für Patienten waren Selbst-Identität und Kommunikation die wichtigsten Themen. Als bedeu-	Studientyp: III

	tendste Subkategorie stellte sich der Informations-mangel der Patienten bezüglich des Themas sexu-elle Funktion heraus. -) Die Antworten des Pflegepersonals waren auf alle drei Determinanten der sex. Integrität bezogen: Rollen, Mangel an Information, Benutzung verbaler und nonverbaler Kommunikation sowie Zeitmangel waren die wichtigsten Subkategorien. Die Ergebnisse zeigen, daß ein Bedürfnis nach In-formation hinsichtlich sexueller Beratung sowohl bei Patienten als auch beim Pflegepersonal besteht	
Steinke EE, Patterson-Midgley P (1996) **Sexual counseling following acute myo-cardial infarction.** Clin Nurs Res 5/4:462-472	Die Studie untersuchte die sexuelle Beratung von 96 MI-Pat., durchgeführt von KS, im Bereich der akuten Pflege. * Es zeigte sich, dass die sex. Beratung nicht ziel-führend auf diese Zielgruppe passte und dass spezi-fische Beratung hins. Wiederaufnahme sex. Akti-vität für die meisten Pat. nicht zur Verfügung stand. * 71% der Pat. glaubten, dass das Personal dieses Thema ansprechen sollte. * Die Annahme sex. Beratung hing vom Ehestatus ab. Concl.: KS sollten eine aktivere Rolle bei der sex. Beratung der MI-Pat. einnehmen, um ihre Lebens-qualität erhöhen zu können.	Studientyp: II
Steinke EE, Patterson-Midgley P (1996) **Sexual counseling of MI-patients: nur-ses´comfort, responsi-bility, and practice.** Dimens Crit Care Nurs 15/4:216-223	Auf dem Hintergrund des Konzeptes der sex. Inte-grität wurden die Wahrnehmungen von KS und Pat. hinsichtlich der Bedeutung der sex. Beratung im akuten Pflegesetting nach MI, untersucht. * Qualitative Annäherung mit Content-Analysen; Die Daten wurden hinsichtlich Determinanten sex. Integrität kategorisiert: Selbst-Identität, Kommuni-kation und Umwelt. * Für die Pat. waren Selbst-Identität und Kommu-nikation die prädominierenden Themen. * Es gab zu wenig Informationen hinsichtlich der sexuellen Funktionsfähigkeit nach MI. * Die wichtigsten Themen für die KS beinhalteten alle drei Determinanten der sex. Integrität: Rollen, zu wenig Information, benutzen verbaler und non-verbaler Kommunikation und zu wenig Zeit. Concl.: Es besteht ein Bedarf, Information hin-sichtlich sex. Beratung für die KS und die Pat. zur Verfügung zu stellen.	Studientyp: II-3
Johnston BL, Cantwell JD, Watt EW, Fletcher GF (1978) **Sexual activity in exercising patients af-ter myocardial infarc-tion and revascula-rization.** Heart Lung 7/6:1026-1031	Untersucht wurden die Auswirkungen eines medi-zinisch überwachten gymnastischen Trainingspro-grammes auf koitale Gewohnheiten nach MI und myokardialer Revaskularisation mittels postalisch versandten Fragebögen bei 130 Patienten. Rück-senderate: 87 (67%) - davon: 68 MI-Pat. und 19 Pat. mit myokardialer Revaskularisation. * Die Post-MI- Gruppe verringerte ihre koitale Fre-quenz nach MI um 28% im Unterschied zu nur 10% bei der Revaskularisationsgruppe. * MI-Pat. nahmen nach durchschnittlich 9,4 Wo-chen ihre sex. Aktivität wieder auf, im Unterschied zu 5,7 Wochen in der Revaskularisationsgruppe.	Studientyp: II-3

	* Die allgemeine Verringerung sex. Aktivität ist in der untersuchten Klientel mit physischem Trainingsprogramm geringer, als sie bei nicht-trainierten Post-MI-Patienten beschrieben wurde.	
Froelicher ES, Kee LL, Newton KM, Linskog B, Livingston M (1994) Return to work, sexual activity, and other activities after myocardial infarction. Heart Lung 23/5:423-435	Untersucht wurde der Nutzen alleiniger Übung (Gruppe:B1) im Unterschied zum additionellem Nutzen eines Lern-Beratungs-Programmes mit Übung (Gruppe: B2) verglichen mit der üblichen medizinischen und pflegerischen Standardbehandlung (KG:A) im Hinblick auf die Rate der Wiederaufnahme früherer Aktivitäten bei Pat. nach akutem MI. * Prospektive, randomisierte, klinische Untersuchung in 7 Spitälern in Northwestern/Kalifornien * 258 Patienten; 70 Jahre oder jünger mit akutem MI; Erhoben wurden: Rückkehr zur Arbeit, Wiederaufnahme sex. Aktivität, Autofahren, Maximalwert der Aktivität und Aktivitäten außerhalb des Hauses. * Randomisierung in drei Gruppen B1 und B2 Patienten erhielten Heim-Übungsprogramme; B2 Patienten nahmen zusätzlich am Outpatient-Lern-Beratungs-Programm in 8 Gruppensitzungen zur Reduktion von Risikofaktoren und zur psychosozialen Anpassung an die Erkrankung, teil. Alle bearbeiteten Aktivitäts- Summary- Fragen, einen 12-Item- Selbsteinschätzungs-Fragebogen über wöchentliche Aktivitäten: Jede Woche an 12 aufeinander folgenden Wochen und in der Woche 24 nach Spitalsentlassung. * Es gab keine sign. Unterschiede zwischen den drei Gruppen. * Zuvor Beschäftigte, welche die Arbeit wieder aufnahmen, taten dies in Woche 24; Die meisten Pat. nahmen ihre sex. Aktivität, das Autofahren und Aktivitäten außerhalb des Hauses in Woche 12 wieder auf. Concl.: Die Raten der Wiederaufnahme früherer Aktivitäten unterschied sich nicht in den drei Gruppen; Die meisten Pat. waren früher aktiv, als in vorangegangernen Untersuchungen berichtet. Über 50% der Pat. nahmen ihre sex. Aktivität, das Autofahren und außer-Haus-Tätigkeiten 3 Wochen nach akutem MI wieder auf.	Studientyp: I
McLane M, Krop H, Mehta J (1980) Psychosexual adjustment and counselling after myocardial infarction. Ann Int Med 92/4:514-519	Die Autoren diskutieren, dass die Wiederaufnahme sex. Aktivität therapeutisch wirken kann, indem die eheliche Beziehung während belasteten Rehabilitationsphasen gefestigt wird. Die befriedigende sexuelle Beziehung trägt zur Förderung des Selbstvertrauens und zum Erfühlen der Rückkehr zur Gesundheit bei. Das kardiale Rehab.programm sollte in ein multidisziplinäres Team eingebettet sein, das Beratung und Intervention so früh wie möglich, noch in der Spitalsphase, einleiten kann. Die sex. Beratung beinhaltet die Exploration möglicher Probleme der Patienten und ihrer Partner in Bezug auf die Wiederaufnahme sex. Aktivität, die Entängsti-	Studientyp: III

	gung durch Gegenüberstellung der Realitäten und spezifische Hinweise zur Erleichterung der Wiederaufnahme einer befriedigenden sexuellen Beziehung.	

3.5. Interventionen mit Einbeziehung der Partnerin

Die in den vorangegangenen Abschnitten dargestellten Ergebnisse zeigen die eminente Bedeutung der Partnerschaft für die Krankheitsbewältigung, aber auch die vielfältigen Belastungen, denen der Partner ausgesetzt ist. Umso erstaunlicher ist es, dass bei der Betreuung von Koronarkranken diese Gegebenheiten bis heute kaum berücksichtigt werden. Sowohl in der Literatur als auch in der Praxis nimmt die Einbeziehung des Partners in therapeutische Strategien nicht den Platz ein, der ihrer Bedeutung gerecht würde.

3.5.1. Informations- und Beratungsstudien in der Rehabilitation

Die überwiegende Anzahl der Rehabilitationsprogramme werden v.a. in den USA und Großbritannien, aber auch in anderen Ländern, von Pflegepersonen durchgeführt, daher erscheinen die meisten Publikationen zu diesem Thema in „Nurses-Journals". „Nurses" haben eine umfassende und spezialisiertere Ausbildung und höhere fachliche Qualifikation für die Rehabilitation verglichen mit dem Pflegepersonal in Mitteleuropa.[*]

Ziel einer rezenten randomisierten kontrollierten Studie (*Johnston et al.*, 1999) war die Überprüfung der Wirksamkeit eines Rehabilitations- und Beratungsprogrammes für MI-Patienten und PartnerInnen, verglichen mit konventioneller Behandlung bei einem Follow-up bis zu einem Jahr mit 4 Untersuchungterminen. 100 PatientInnen mit Erst-MI (65 Männer, 35 Frauen) und PartnerInnen wurden eingeschlossen; Baselinemessungen erfolgten „blind" vor der Gruppenrandomisierung. 1. Gruppe: Rehabilitative Beratung durch "Nurse Counseler" während der Spitalsphase; 2. Gruppe: Weitergeführte Gruppe mit derselben Beratung und zusätzlichen Sitzungen (keine Gruppentherapie!) bis zu 6 Wochen nach Spitalsentlassung. 3. Gruppe: konventionelle Spitalsbetreuung. Erhoben wurden Wissen über KH und Behandlung, Angst und Depression, Lebenszufriedenheit und Erwerbsfähigkeit. Zu Studienbeginn hatten die Partner im Vergleich zur Normalbevölkerung deutlich erhöhte Angst- und Depressionswerte (HADS). Beide Beratungsprogramme bewirkten signifikant mehr Wissen über die KHK, weniger Angst, weniger Depression und größere Zufriedenheit mit der Behandlung sowohl bei den Patienten als auch bei den Partnern mit einer Effektdauer von 1 Jahr im Vergleich zur herkömmlichen Behandlung. Es gab Hinweise auf einen zusätzlichen Nutzen des ambulant fortgeführten Programmes, v.a. für die Partner in Bezug auf Entängstigung, Verringerung der Depression und Steigerung der Zufriedenheit.

---

[*]   s. auch die Expertise von G.Grande & B.Badura „Gesundheitssystemgestaltung hinsichtlich Behandlung und Rehabilitation der KHK"

Mehrere Publikationen brachten *Thompson* (1989), *Thompson & Meddis* (1990) und *Thompson, Webster & Meddis* (1990) ebenfalls zum Effekt einer supportiv-informativen Beratung durch Schwestern in der Spitalsphase heraus. Diese hinsichtlich Randomisierung und verwendetem Testinstrumentarium vegleichbaren Interventionen erbrachten für den Beobachtungszeitraum von 6 Monaten eine Reduktion von Angst und Depression bei Erst-MI-Patienten und Verringerung der Angst bei den Partnern. Bemerkenswert ist, dass den Frauen, die ängstlich und depressiv sind, weniger Information angeboten wird (*Newens et al.*, 1995).

Christie und Mitarbeiter (1988) ermittelten Unterschiede zwischen Patienten und Partnern hinsichtlich ihres Wissensstandes nach Absolvierung eines Informationsprogrammes. Das Bildungsprogramm erhöhte das Wissen der Patienten und Partner, aber ihre Lernfähigkeit war unterschiedlich. Die Partner zeigten größere Lernfähigkeit, die Bereitschaft der Patienten nahm aber mit der Zeit zu, sodass für Patienten ein Informationsprogramm zu einem späteren Zeitpunkt der Rekonvaleszenzphase adäquater sein könnte. Die Autoren schlagen vor, die Partner in Patienteninformationsprogramme miteinzubeziehen - sie geben aber zu bedenken, dass sich ihre Informationsbedürfnisse von denen der Patienten zu unterscheiden scheinen.

Marsland & Logan (1984) betonen das Informationsbedürfnis der Paare und die unterschiedlichen diesbezüglichen Aufgaben von Ärzten und Pflegepersonal. Pflegeaufgaben wären allgemeine Informationen und Erleichterung der Arzt-Patient-Kommunikation. Ein Informationsprogramm noch während der Phase auf der CCU (Coronary Care Unit) hilft Patient und Familie hinsichtlich Coping mit emotionalem Stress während der frühen Rekonvaleszenz.

Eine Fragebogenstudie über den Informationsbedarf von CCU-Patienten und Partnern nach Erst-MI, verglichen mit der Einschätzung des Pflegepersonals publizierte *Turton* (1998). Alle 3 Gruppen bezeichneten Lebensstilfaktoren und Symptommanagement als die wichtigsten Informationsbereiche. Große Übereinstimmung bestand zwischen Patienten und Partnern. Diätinformation wurde vom Pflegepersonal signifikant wichtiger eingeschätzt als von Patient und Partner. Die Partner erachteten Informationen über psychologische Faktoren wichtiger als die beiden anderen Gruppen. Die Partner haben insgesamt einen höheren Score als die Patienten, d.h. sie halten Information für noch wichtiger als die Patienten.

Van Elderen-Van Kemenade et al. (1994) überprüften die Wirkung eines Gesundheitserziehungs und –beratungsprogrammes für MI-Patienten in der stationären und poststationären Phase mit einem randomisierten prä-test-post-test Kontrollgruppendesign allerdings mit kleiner Fallzahl (22 Patienten, 12 Partner). Schwerpunkten waren Risikofaktoren, Medikation, Gesundheitsverhalten, Angst und Depression. Patienten, deren Partner teilnahmen (12) unterschieden sich während der Studiendauer (1 Jahr) hinsichtlich Angst und Depression nicht von denen, deren Partner nicht teilnahmen. Patienten, deren Partner teilnahmen, zeigten nach 2 Monaten eine Abnahme beim Rauchen und ungesunden Essverhalten und stärkeren Anstieg körperlicher Aktivität. Nach 12 Monaten blieb als signifikantes Ergebnis das häufigere Beenden des Rauchens.

Ein halbjähriges lifestyle, life stress und social support orientiertes Rehabilitationsprogramm mit Einbeziehung des Partners umfasste einen physischen Teil (Training u. Entspannung) und psychologischen Teil (Gruppensitzungen mit Themen über Lebensstil, Risiken nach MI und psychosozialen Folgen des MI) [*Fridlund et al.* 1991]. Die Interventionsgruppe hatte ein Jahr danach im Vergleich zur Kontrollgruppe (ohne Rehab-Programm) eine größere Lebenszufriedenheit, bessere Freizeitsituation und bessere Partnersituation mit geringerer Beeinträchtigung der Sexualität.

Als Teil der MRFIT-Studie verglichen *Sexton et al.* (1987) 220 Frauen von Männern mit RF-Interventionsprogramm mit solchen von Männern ohne Interventionsprogramm hinsichtlich Risikofaktoren. Frauen, deren KHK-kranke Männer ein RF-Interventionsprogramm besuchten, zeigten eine Risikoreduktion, mehr als Frauen, deren Männer kein Interventionsprogramm bekamen. Der wahrscheinliche Mechanismus für den vorteilhaften Effekt der Patientenintervention (hinsichtlich Cholesterinwert) auf den Partner dürfte in der Änderung des familiären Essverhaltens zu finden sein.

Eine große (VG: 1159 Patienten; KG: 1155 Patienten) randomisierte, kontrollierte, prospektive britische Interventionsstudie von *Jones & West* (1996) hatte die Absicht, die objektive Wirkung eines Rehabilitationsprogrammes mit psychologischen Behandlungsformen nach MI zu untersuchen. Das Programm der Versuchsgruppe bestand aus psychologischer Therapie und Beratung, Entspannungstraining und Stress-Managementtraining über 7 (2-stündige) wöchentliche Gruppensitzungen für die Patienten. Die Partner wurden eingeladen, an den beiden ersten Sitzungen teilzunehmen. Nach 6 Monaten bestanden keine signifikanten Unterschiede zwischen Rehab- und KG- Patienten hinsichtlich Angst und Depression. Die Rehab-Patienten hatten weniger Angina pectoris Anfälle, niedrigere Medikation und weniger physische Aktivität. Nach 1 Jahr wurden keine Unterschiede hinsichtlich klinischer Komplikationen oder Mortalität festgestellt. Die Autoren schließen, dass das Rehab-Programm nur geringen objektiven Vorteil für Patienten nach MI zu haben scheint. Allerdings schätzten Patienten und Partner das Programm hoch ein, was auf einen hohen Betreuungseffekt schließen lässt.

Bengtsson (1983) fand in einer randomisierten kontrollierten klinischen Studie bei 52 Patienten (ohne Geschlechtsangabe), die ein Rehabilitationsprogramm (Bewegungstraining, Einzel-u. Gruppenberatung mit Angehörigenberatung) über 5 Monate erhielten, keine Unterschiede zwischen Rehab.- und Kontrollgruppe hinsichtlich Fitness, Arbeitswiederaufnahme, psychologischen Faktoren (Angst, Depression) und Krankheitsverständnis. Wie andere Autoren beschreibt auch *Bengtsson* die Partner ängstlicher und besorgter hinsichtlich der Zukunft als die Patienten.

C. Halhuber beschreibt in ihrem schon erwähnten Erfahrungsbericht (1985) die Einbeziehung der Partner in ein stationäres Rehabilitationsprogramm. Die PartnerInnen von InfarktpatientInnen nehmen am Informationsangebot und an allen Möglichkeiten umfassender Nachsorge, die die PatientInnen am eigenen Leib erleben, erfahren und erlernen (informative Vorträge, Paargespräche, Entspannungs- und Bewegungstherapie, Ernährungsprogramm, Wiederbelebungskurs) teil.

3.5.2. Gruppentherapie mit KHK-Partnern

Schon früh wurde bei Gruppentherapien die Bedeutung des Partners erkannt. Der erste Bericht über eine Gruppentherapie unter Einbeziehung der Partnerin stammt von *Adsett & Bruhn* (1968). Sie führten getrennte Gruppen für Patienten und Partnerinnen durch. 6 Paare je 10 Sitzungen zu je 75 Min. alle 2 Wochen ca. ½ Jahr lang. Eine Kontrollgruppe mit 6 parallelisierten Patienten wurde mit einbezogen. Zum genauen Setting und zur therapeutischen Technik siehe die Expertise *von Bardé & Jordan* ("Psychodynamische Beiträge zu Ätiologie, Verlauf und Psychotherapie der koronaren Herzkrankheit"). Wir berichten hier über die Partnerergebnisse.

Die Gruppe der Partnerinnen war bestimmt durch die Sorge der Frauen um den Krankheitsverlauf des Mannes, sie befanden in der Rolle der Überwacherin und Ernährerin. „Bemutterung" des Patienten (Overprotectiveness) war ein häufiger Copingmechanismus, um mit der eigenen Unsicherheit fertigzuwerden. Ein weiteres Thema war die Diskussion um die Schuld am Infarkt des Mannes. Die Frauen präsentierten sich gleich oder sogar mehr depressiv als die Männer. In der Gruppe konnten sie weniger offen ihre Gefühle äußern als die Patienten, am ehesten Angst und Hilflosigkeit. Sie beklagten, dass ihre Männer zu wenig Informationen mit ihnen teilten. Vom Therapeuten erwarteten sie stärkere Führung und mehr Struktur als die Patienten. In der Frauengruppe gab es eine hohe Anzahl an Absenzen und eine geringe Gruppenkohärenz.

Adsett & Bruhn empfehlen für Kurzzeittherapien getrennte Gruppen, da die Hemmungen der Teilnehmer geringer sind. Vor allem die Partner hätten die Möglichkeit, sonst zur Schonung des Partners oder aus Angst unterdrückte Gefühle, besonders Ärger, in der Gruppe zur Sprache zu bringen. Eine gemeinsame Gruppensitzung sollte am Ende stattfinden. (Die Partnerinnen hätten allerdings gerne auch anfangs gemeinsame Sitzungen gehabt, eine wäre zu wenig gewesen).

Die Wirkung der Einbeziehung der Partner auf die Patientencompliance überprüften *Dracup und Mitarbeiter* (1984) mit Hilfe von 3 Gruppendesigns über 10 Wochen: Gruppe 1: 17 Paare, die ein Gruppenberatungsprogramm erhielten; Gruppe 2: 22 Paare, von denen nur die Patienten das Programm durchliefen; Gruppe 3: 19 Kontrollpaare ohne zusätzliches Gruppenprogramm. Die Einbeziehung des Partners erbrachte keine zusätzlichen positiven Ergebnisse hinsichtlich Compliance. Die Ergebnisse unterstützen die Sicht von Compliance als abhängig von interaktionellen Prozessen und die Annahme, dass Angehörige sowohl unterstützenden als auch hemmenden Einfluss auf die Patienten-Compliance haben können. Die Patienten-Partnergruppe war v.a. fokussiert auf gefühlsbetonte Themen (Todesangst, Beeinträchtigungen, Sexualität), die besonders von den Partnerinnen angesprochen wurden. Die Gruppe der Patienten allein war v.a. informations- u. konkurrenzorientiert (Diät, Medikation, Aktivität).

Hemmung spontaner Kommunikation, Fehlen eines gemeinsamen Erlebens und Teilens von Gefühlen, Verleugnung von Patienten und Partner und Rationalisierung als "falscher Altruismus" (Vermeidung der psychischen Belastung des Partners), werden von *Singer* (1987) als Charakteristika ambulanter Koronargruppen mit Patienten und Partnern genannt. Als Setting wählte er eine offene wöchentliche Gruppe (meist 6-8 TeilnehmerInnen, Teilnahmedauer zw. 2 Wochen und mehreren Monaten), die Teilnahme der PartnerInnen war je nach Wunsch, 60 Min/Sitzung, Therapeut (Psychologe) mit Ko-Therapeutin (Krankenschwester). Angewandt wurde eine supportive Technik mit den Schwerpunkten Aktivierung von Hoffnung, Erleben von Gemeinsamkeit und Information. Wie auch *Adsett & Bruhn* greift der Autor das Thema der Todesangst auf, besonders der Angst, zu viel Stress brächte die Gefahr eines neuerlichen Infarkts mit sich. Der Therapeut sollte beachten, nicht die Rolle des "schonenden" Partners zu übernehmen, indem er "gefährliche" Themen vermeidet.

Einen Bericht über den Verlauf einer dynamisch orientierten Gruppentherapie bei 5 Patienten nach MI und ihren Ehefrauen verfassten *Eichhorn et al.* (1980) mit den Zielen der Aufdeckung von Fehlverhaltensweisen zugrunde liegenden Motivationen, Information und der Befähigung zur Eigenbewältigung von Problemen im Berufs-, Familien- oder Freizeitbereich. Die Gruppe wurde ambulant, wöchentlich über 2 Jahre geführt mit insgesamt 30 Gruppentreffen; männlicher Therapeut, weibliche Ko-Therapeutin. Konzept war eine Fokalanalyse der Partnerbeziehungen, anfangs wurden Grundkenntnisse des Autogenen Trainings vermittelt. Zu Beginn und am Ende der Therapie wurden psychodiagnostische Verfahren zur Messung der Persönlichkeit, des Verhaltens und der Beschwerden eingesetzt. Bei den Ehefrauen wurden keine signifikanten testpsychologischen Veränderungengefunden. Bei den Männern kam es zur signifikanten. Senkung der Werte auf der Hypochondrie-, Hysterie- und Paranoiaskala. Der Gruppenverlauf war gekennzeichnet durch rasches Auftreten von Konkurrenzsituationen, Zeichen der Gruppenkohäsion waren ab der 7. Sitzung zu erkennen, ab der 18. Stunde langsamer Beginn von vorsichtigen Reflexionen und Analysen partnerschaftlicher Interaktionen, begleitet von schwierigen Widerstandsphänomenen (drop-out eines Paares nach der 24. Stunde).

Ein psychologisches Betreuungsmodell herzoperierter Patienten und Angehörigen stellen *Esser et al.* (1989) vor. Die Interventionen gliedern sich in: 1) Kontaktaufnahme und Einzelberatung direkt nach Indikationsstellung zur Operation 2) Gruppengespräche zur Operationsvorbereitung für Patienten und Partner 3) Postoperative Gesprächs- und Entspannungsgruppen für Patienten. Bei einer Nachbefragung von 48 bypassoperierten Patienten (39m, 9f) schätzten 54% den Stellenwert der Betreuung als hoch, 44% als mittel ein. Als positive Effekte wurden hervorgehoben: Erfahrungsaustausch in der Gruppe, Verständnisförderung für die Krankheit, Beruhigung, und eine bewusstere Lebensführung. 79% gaben die Entspannungsübungen als "sehr gut" an.

Ebenfalls für herzoperierte Patienten und deren Partnerinnen entwickelten *Rombouts & Kraaimaat* (1985) ein verhaltenstheoretisches Konzept einer Gruppenbehandlung. Die Verlustangst der Partnerin kann so groß sein, dass sie günstige Voraussetzungen für die klassische Konditionierung negativer Emotionen schafft. Die tägliche Vielzahl an Kognitionen (sorgenvollen Gedanken) lösen intensive Emotionen aus, die wiederum innere Unruhe und Anspannung verursachen. Therapeutische Konsequenz ist die Spannungsreduktion. Die Sorge um das Wohl des Patienten wird als neues Lebensziel gesehen. Negative Konsequenzen daraus sind Befindensstörungen und Unzufriedenheit. Es ergeben sich 3 Ziele des therapeutisches Vorgehens: Bewältigung der negativen Emotionen und Anspannungssymptome, die direkt oder indirekt mit der KHK zusammenhängen; Bewältigung belastender Situationen; und Umstellungen im Lebensstil, so dass dieser der seit der Erkrankung veränderten Lebenssituation entspricht. Diese Ziele werden auf 3 verschiedenen Ebenen in Form von Lernzielen (15 Lernziele in 15 je 2-stündigen Sitzungen) konkretisiert (individuelle Ebene, Paarebene und Gruppenebene).

Zusammenfassung

Interventionen mit Einbeziehung der Partnerin

Die Einbeziehung des Partners in rehabilitative bzw. psychosomatisch/ psychotherapeutische Konzepte nimmt bei weitem nicht den Stellenwert ein, den man ihrer Bedeutung nach vor allem für eine erfolgreiche Krankheitsbewältigung annehmen sollte.

Die meisten Informations- und Beratungstudien aus der Herzinfarkt-Rehabilitation kommen aus dem angloamerikanischen Raum. Anders als in Deutschland, Österreich und der Schweiz gibt es dort keine stationäre Rehabilitation in Rehab-Zentren und eine zeitlich sehr beschränkte ambulante Rehabilitation. So ist die hohe Zahl der Versuche einer rehabilitativen Beratung während der Spitalsphase zu erklären. Außerdem werden in den angloamerikanischen Ländern Rehabilitationsprogramme überwiegend von „nurses" durchgeführt. Die publizierten Rahabilitationsansätze sind aus diesen Gründen nur sehr bedingt auf unsere Verhältnisse übertragbar.

Bis auf eine (allerdings umfangreiche) Studie weisen alle den Nutzen von Informations- und Beratungsprogrammen nach und alle Untersuchungen unterstreichen den Bedarf an patienten- und partnerorientierten informativen Gesprächen.

Für die methodische Kritik an den Gruppentherapiestudien verweise ich wieder auf die Expertise von *Bardé & Jordan* ("Psychodynamische Beiträge zu Ätiologie, Verlauf und Psychotherapie der koronaren Herzkrankheit").

Psychodynamisch orientierte Gruppentherapieergebnisse bestätigen die im Kapitel "Paardynamik" beschriebenen Phänomene und betonen die Wichtigkeit von Paargruppen, allerdings auch die in gemeinsamen Gruppen für Patienten und Partner auftretenden Schwierigkeiten.

3.5.3. Literaturüberblick zum Kapitel Interventionen

Autoren / Titel	Methodik/Ergebnisse	Kriterien
Johnston M, Foulkes J, Johnston DW, Pollard B, Gudmundsdottir H (1999) **Impact on patients and partners of inpatient and extended cardiac counseling and rehabilitation: a controlled trial.** Psychosomatic Medicine 61:225-233	Ziel der Studie war die Erforschung der Effektivität eines, von Schwestern durchgeführten Rehabilitations- und Beratungsprogrammes (verglichen mit normaler Behandlung) auf die Folgen für die MI-Patienten und deren Partner (=Personen, die der Patient als am meisten involviert in seine Genesung ansah). * Randomisierte, kontrollierte Untersuchung mit follow-up bis zu einem Jahr: 1.UT innerhalb 2 Wochen nach Entlassung; 2.UT im 2.Monat nach Entlassung; 3.UT im 6.Monat nach Entlassung; 4.UT im 12.Monat nach Entlassung. *100 Patienten (65 Männer und 35 Frauen) mit Erst-MI; Baselinemessungen erfolgten „blind" vor der Gruppenrandomisierung. * <u>Randomisierung in 3 Gruppen:</u> 1) KG ohne zusätzliche Behandlung 2) Stationäre Gruppe mit Rehab.-Programm 3.)Weitergeführte Gruppe mit derselben Rehab.-Behandlung u. zusätzl. Sitzungen bis zu 6 Wochen nach Spitalsentlassung. (Randomisierung berücksichtigte „Mischeffekte" der Patienten auf denselben Stationen) * <u>Erhebungs(instrumente)</u>: Wissen über KH und Behandlung; Angst und Depression: HADS; Zufriedenheit; Erwerbsunfähigkeit: Functional Limitation Profile *<u>Ergebnisse</u>: Spitalsbehandlung und Rehab-Programm bewirkten mehr Wissen, weniger Angst, weniger Depression und größere Zufriedenheit mit der Behandlung sowohl bei den Patienten als auch bei den Partnern mit einer Effektdauer von 1 Jahr. (Patientenergebnisse: Vergleich VG/KG: Depression: F=3,43; p=0,003; Angst: F=2,32; p=0,03; In der Behandlungszufriedenheit hatten beide Vgen höhere Werte: F=30,10; p< 0,0005; Partnerergebnisse: Vergleich VG/KG: Wissen: F=10,35; p< 0,0005; Depression: F= 3,08; p= 0,008; Angst: F= 2,28; p= 0,43; Zufriedenheit: F= 32,12; p< 0,0005) Es gab Hinweise auf einen zusätzlichen Nutzen des ambulant fortgeführten Programmes.	Studientyp: II-1b
Thompson DR (1989) **A randomized controlled trial of in-hospital nursing sup-**	Die Studie untersucht Angst- und Depressionswerte (HADS) bei MI-Patienten und Partnern in Abhängigkeit einer supportiv-informativen Beratung durch Schwestern (zusätzlich zur Routine-	Studientyp: II-1a

port for first time myocardial infarction patients and their partners: effects on anxiety and depression. J Adv Nurs 14/4:291-297	behandlung) während der stationären Phase. KG: ohne zusätzliche Behandlung. Insgesamt wurden 60 Paare untersucht. Der HADS wurde 24 Stunden und 5 Tage nach Spitalsaufnahme vorgegeben. * Für die Behandlungsgruppe zeigten sich zum Untersuchungszeitpunkt 2 sign. niedrigere Angst- (p< 0,0005) und Depressionswerte (p< 0,01) im Unterschied zu KG-Pat. * Auch die Partner in der Interventionsgruppe zeigten sign. niedrigere Angstwerte (p= 0,01). Die Depressionswerte der Partner zeigten jedoch keinen stat. sign. Unterschied zur KG (p> 0,10). * Ein einfaches Paarberatungs- und Unterstützungsprogramm, das von Schwestern während der stationären Aufnahme durchgeführt wird, kann Angst- und Depression bei Erst-MI-Patienten und Angst bei ihren Partnern sign. reduzieren.	
Thompson DR, Meddis R (1990) **Wive´s responses to counselling early after myocardial infarction.** J Psychosom Res 34/3:249-258	Studie zu Angst u. Depression über 6 Mo bei Frauen von Erstinfarkt-Pat.. 60 Frauen wurden randomisiert einer Behandlungs- o. Kontrollgruppe zugewiesen. Behandlungsgruppe (je 10 F u. Pat. 30 min 4 mal während Spitalaufenthalts) erhielt zusätzlich zu Routinebetreuung Information u. psychol. Unterstützung von CCU-Schwester. Instrument: HADS. *Frauen d. Behandlungsgruppe geben sign. weniger Angst an als Ko-Gruppe. Dieser Effekt hält 6 Mo an (t-Test: Angst: p< 0,05 bis p< 0,01; 5-180 Tage nach der Herzattacke). Die Depressionswerte zeigten keine sign. Unterschiede über den Untersuchungszeitraum zwischen den Gruppen.	Studientyp: II-1a
Thompson DR, Webster RA, Meddis R (1990) **In-hospital counselling for first-time myocardial infarction patients and spouses: effects on satisfaction.** J Adv Nurs 15/9:1064-1069	Gleiche Studie wie oben; Überprüfung der Zufriedenheit. Pat. und Ehefrauen der Behandlungsgruppe geben größere Zufriedenheit an als die Kontrollgruppe (t-Tests: p< 0,05 hinsichtlich Gesundheit im allg., Behandlung, Information).	Studientyp: II-1a
Newens A, Bond S, Mc Coll E (1995) **The experience of women during their parners´hospital stay after MI.** Nurs Stand 10/6:27-29	Strukturiertes Interview bei 159 Frauen mit Männern nach MI, 129 davon zus. Fragebogen nach 3 Wo. Ergebnisse: ¼ d. Frauen wurde von Schwestern über Diät aufgeklärt, 24% über Bewegung, 11% über Arbeitsfähigkeit. 31% wurden allgemein über Lebensstil informiert. Frauen, die ängstlich und depressiv sind, wird weniger Information angeboten.	Studientyp: II-1b

Christie D, Logan R, Lake J, Dutch J (1988) **Patient and spouse responses to education early after myocardial infarction.** J Psychosom Res 32/3:321-325	Es wurde die Wirkung eines Post-MI-Info-programmes hinsichtlich KHK- Wissenserhöhung bei Patienten und Partnern untersucht.Vergleich 2er Spitäler: Spital A: mit Programm; Spital B: ohne Programm Die Versuchspersonen bearbeiteten dieselben zwei Fragebögen zweimal: einmal innerhalb 4 Tagen nach der Aufnahme und ein zweitesmal 16 Tage nach Spitalsentlassung. 36 Pat. (20A, 16B); 22 Partner (13A, 9B) Fragebogen 1: 83 Fragen über KHK; Fragebogen 2: 7 Fragen über die praktische Relevanz der Rekonvaleszenz * Sign. Unterschiede hinsichtlich der Antworten der Patienten und der Partner wurden nur in Spital A erhoben. *Partner in A erhöhten ihre Werte in F.1, im Vergleich zu einem Abfall der Partner in Spital B. * Die durchschnittliche Erhöhung der Werte in F.2 für Patienten in Spital A war 19.3%. * Das Bildungsprogramm erhöhte das Wissen der Patienten und Partner, aber ihre Lernfähigkeit war unterschiedlich. Die Autoren schlagen vor, die Partner in Patienteninformationsprogramme miteinzubeziehen - sie geben aber zu bedenken, dass sich ihre Informationsbedürfnisse von denen der Patienten zu unterscheiden scheinen.	Studientyp: I
Marsland CP, Logan RL (1984) **Coronary care and rehabilitation: patient and spouse responses.** N Z Med J 27/97/758:406-408	Untersucht wurden die Einstellungen und Bewertungen von 33 MI-Patienten und ihren Partnern hinsichtlich des Managements während und nach MI. * Erhebungsinstrumente: Interview und Fragebögen * Die Bedürfnisse von Patienten und Partnern änderten sich zwischen der Zeit der aktiven Erkrankung und der Genesung und unterschieden sich auch in der Häufigkeit. * Der Wunsch nach mehr Information im Spital und nach der Entlassung wurde hervorgehoben. * Die wahrgenommene Informantenrolle der Schwestern unterschied sich von denen der Ärzte * Das Rehab-Programm hilft Patient und Familie hinsichtlich Coping mit emotionalem Stress während der frühen Rekonvaleszenz.	Studientyp: II
Turton J (1998) **Importance of information following myocardial infarction: a study of the self-perceived information needs of patients and**	Fragebogenstudie über Informationsbedarf von CCU-Pat. u. Partnern nach Erst-MI, verglichen mit der Einschätzung des Pflegepersonals.(N = je 18). Instrument: Cardiac Patient Learning Needs Inventory (CPLNI). Ergebnisse: alle 3 Gruppen bezeichnen Lebensstilfaktoren u. Symptommanagement als die	Studientyp: II-2

their spouse/partner compared with the perceptions of nursing staff. J Adv Nurs 27/4:770-778	wichtigsten Informationsbereiche. Große Übereinstimmung zw. Pat. u. Partnern. Sign. Unterschied hinsichtlich Diätinformation: für Schwestern wichtiger als für Pat.u. Partner. Partner schätzen Info über psychol.Faktoren als wichtiger ein als Pat. u. Schwestern. Partner haben insgesamt höheren Score als Pat. (erachten Info als wichtiger).	
Van Elderen-Van Kemenade T, Maes S, van den Broek Y (1994) **Effects of a health education programme with telephone follow-up during cardiac regabilitation.** Br J Clin Psychol 33/Pt 3:367-378	Überprüfung der Wirkung eines Gesundheitserziehungs u. –beratungsprogrammes für MI-Pat.in der stat. u. poststat. Phase. Randomisiertes prä-test-post-test Kontrollgruppendesign. Während Spitalsphase 2 Einzelberatungs- und 2 Gruppensitzungen mit Schwerpunkten Medika tion, Gesundheitsverhalten, Angst u. Depression zus- zur Routinebehandlung. Danach wöchentl. Telefonanrufe über 6 Wo. Interventionsgruppe: 30 MI-Pat. u. Partner. Ko-Gruppe: 22 MI-Pat. mit Routinebehandlung. Ergebnisse: 2 Mo nach MI: Th-Gruppe gibt größeren Anstieg körperl. Aktivität u. Abnahme ungesunden Essverhaltens an. Keine Wirkung auf Rauchen, Angst u. Depression. 12 Mo nach MI: Th-Gruppe: Abnahme ungesunden Essverhaltens, Keine Wirkung auf körperl. Aktivität, Rauchen, Angst u. Depression. Pat., deren Partner teilnahmen (12), zeigten nach 2 Mo eine Abnahme beim Rauchen u. ungesunden Essverhalten u. stärkeren Anstieg körperl. Aktivität. Nach 12 Mo blieb als sign. Ergebnis das häufigere Beenden des Rauchens.	Studientyp: I
Fridlund B, Högstedt B, Lidell E, Larsson PA (1991) **Recovery after myocardial infarction. Effects of a caring rehabilitation programme.** Scand J Caring Sci 5;1:23-32	Random. kontrollierte klin. Studie. 6 monatiges Rehab-Programm bei 53 Pat. (46M, 7F) nach MI <65a (Ko-Gruppe 63 Mi-Pat., 55M,8F ohne Rehab-Programm). Programm: lifestyle, life stress u. social support orientiert. Setting: Pat. u. Partner 2 h wö über 6 Mo. Physischer (Training u. Entspannung) u. psycholog. Teil (Themen über Lebensstil, Risiken nach MI u. psychosoz. Folgen d. MI) d. Gruppensitzung. Team: 1 Physiotherapeut, 1 Arzt, 1 Schwester (Gruppenleiterin). Instrumente: Krankenblatt, WHO-Questionnaire, Life Satisfaction Index A Scale, Ratio Property Category Scale, Ergometrie, strukt. Interview. Ko 6 u. 12 Mo. Ergebnisse: Größere Lebenszufriedenheit (p<0,001), bessere Freizeitsituation (p<0,004), bessere Partnersituation mit geringerer Beeinträchtigung der Sexualität (p<0,017) nach 12 Mo im Vergleich zur Ko-Gruppe.	Studientyp: II-1a

Sexton M, Bross D, Hebel JR, Schumann BC, Gerace TA, Lasser N, Wright N (1987) **Risk-factor changes in wives with husbands at high risk of coronary heart disease (CHD): the spin-off effect.** J Behav Med 10/3:251-261	Inkludiert wurden 220 Frauen von Teilnehmern des Multiple Risk Factor Intervention Trial (MRFIT). Die Frauen beantworteten die Frage, ob Partnerinnen von Männern mit RF-Interventionsprogramm Änderungen hinsichtlich ihres eigenen Risikofaktorstatus durchmachen. Sie wurden verglichen mit Frauen von Männern, welche das Interventionsprogramm nicht erhielten. * Frauen von Männern mit Interventionsprogramm: Ihr Total- und LDL- Cholesterin war sign. niedriger als bei Frauen mit Männern ohne Interventionsprogramm. Diese Unterschiede fand man sowohl für hypertone als auch für normotone Frauen (Total-Chol.: KG/VG: MW=247,9/201,9; p< 0,001; LDL-Chol.: KG/VG: MW=166,5/125,1; p< 0,001) * Unterschiede in den beiden Frauengruppen gab es auch hinsichtlich Ernährungs- und diätetischem Wissen (Diätwissen: VG/KG: MW=27/30,2; p< 0,001; Ernährung VG/KG: MW=16,8/13,1; p< 0,001). * Nicht sign. Unterschiede waren auch im diastolischen Blutdruck und der durchschnittlichen Zigarettenreduktion/Tag zu finden. * Der wahrscheinliche Mechanismus für den vorteilhaften Effekt der Patientenintervention auf den Partner (abhängig vom Cholesterinwert) dürfte in der Änderung des familiaren Essverhaltens zu finden sein.	Studientyp: I MRFIT-Studie
Jones DA, West RR (1996) **Psychological rehabilitation after myocardial infarction: multicentre randomised controlled trial.** BMJ 313:1517-1521	Randomisierte, kontrollierte, prospektive Interventionsstudie, um die Wirkung eines Rehabilitationsprogrammes nach MI zu untersuchen. * Rekrutierung der Patienten (mit bestätigtem MI und Spitalsentlassung innerhalb von 28 Tagen) innerhalb von zwei Jahren. * Baseline-Daten von Patienten und Partnern anhand strukturierter Interviews kurz nach Spitalsentlassung, sowie nach 6 Monaten und klinische Untersuchung nach 12 Monaten. * VG: 1159 Patienten; KG: 1155 Patienten * Rehab.-Programm der VG: Psychologische Therapie und Beratung; Entspannungstraining und Stress-Managementtraining über 7 (2-stündigen) wöchentlichen Gruppensitzungen für Patienten und Partner. * Erhebungskriterien: Angst, Depression, Lebensqualität, Medikamentengebrauch, Morbidität und Mortalität. * Nach 6 Monaten:	Studientyp: I

	Keine sign. Unterschiede zwischen Rehab- und KG- Patienten hinsichtlich Angst und Depression; Rehab-Patienten hatten weniger Angina pectoris Anfälle, niedrigere Medikation und physische Aktivität * Nach 12 Monaten: Keine Unterschiede hinsichtlich klinischer Komplikationen oder Mortalität. * Die Autoren schließen, dass das Rehab-Programm nur geringen objektiven Vorteil für Patienten nach MI zu haben scheint.	
Bengtsson K (1983) **Rehabilitation after acute myocardial infarction.** Scand J Rehab Med 15:1-9	Random. kontrollierte klin. Studie. 52 Pat (keine Geschlechtsangabe) nach MI <65a erhielten Rehab-Programm (Bewegungstraining, Einzel-u. Gruppenberatung, Angehörigenberatung), Dauer 5 Mo, follow-up im Mittel 14 Mo. Ergebnisse: Keine Unterschiede zwischen Rehab.- u. Kontrollgruppe hinsichtlich Fitness, Arbeitswiederaufnahme, psychol. Faktoren (Angst, Depression) u. Krankheitsverständnis. Partnerergebnisse: Keine Unterschiede zw. den beiden Gruppen. Partner ängstlicher und besorgter hinsichtlich Zukunft als Pat.. Sie beschreiben die Pat. abhängiger von ihnen als vor MI.	Studientyp: II-1a
Halhuber C (1979) **Partner problems after myocardial infarct. The psychosomatic situation of the wives of infarct patients.** Fortschr Med 97/43:1949-1950	Literaturübersicht über psychosomatische Auswirkungen eines MI des Mannes auf die Ehefrauen und Erfahrungsbericht über Gruppen mit Ehefrauen von MI-Patienten. Die Autorin bestätigt die schon beschriebenen massiven Belastungen der Ehefrauen. Außerdem beschreibt sie die unterschiedlichen Auswirkungen eines Anschlussheilverfahrens des Mannes auf die Frauen von irrationalen Hoffnungen, Anspruchshaltung u. Informationsmangel.	Studientyp: III
Adsett CA, Bruhn JG (1968) **Short-term group psychotherapy for post-myocardial infarction patients and their wives.** Can Med Ass J 99/12:577-584	Gruppentherapie von 6 Ehepaaren mit an MI erkranktem Mann bei Pat. mit Anpassungsschwierigkeiten. Sample: Von 65 männl. Infarktpatienten (MI vor mehr als 1 Jahr) wurden 10 Paare zur Gruppentherapie eingeladen (Alter < 55 Jahre, verheiratet, mit starken Anpassungsschwierigkeiten an die Infarkterkrankung). 2 Paare lehnten ab, 2 dropouts kurz nach Beginn. Ko-Gruppe: 6 parallelisierte Pat. ohne Th. Gemessene Parameter: RR, Herzfrequenz, Gesamtcholesterin, Harnsäure. Angst- u. Depressionssubskalen des MMPI Ziele: Beobachtung der Copingstrategien von Pat. und Ehefrau, des Ausmaßes von gegebener und erhaltener gegenseitiger Unterstützung (der Paare u. Gruppenteilnehmer), von phys. Veränderungen	Studientyp: II-1a

	und der Langzeitanpassung und des klinischen Verlaufs zu Pat. ohne Gruppentherapie. Hilfe für beide Partner bei ihren Gefühlen und Problemen im Zusammenhang mit der Erkrankung. Gruppendesign: Getrennte Gruppen für Pat. und Partnerinnen. Je 10 Sitzungen zu je 75 Min. alle 2 Wochen ca. ½ Jahr. 2 männl. Therapeuten. Therapeutische Technik: Kurzzeit-Fokaltherapie. Unterstützung bei der Äußerung von Gefühlen und Problemlösungsversuchen, Ermutigung zur gegenseitigen Stützung. Arbeit mit aktuellen, nicht mit länger bestehenden Problemen. Therapeuten verwendeten meist eine modifizierte nicht-direktive Technik, waren aber auch immer wieder aktive Teilnehmer. Ergebnisse: Frauen in der Rolle der Überwacherin und Ernährerin, sie haben Angst, von den Männern etw. zu verlangen, sie zu beunruhigen, sind im Ausdruck sex. und aggressiver Gefühle gehemmt und leiden unter Schuldgefühlen. Gleich oder sogar mehr depressiv als die Männer. Können weniger offen ihre Gefühle äußern als die Pat., am ehesten Angst und Hilflosigkeit. „Bemutterung" d. Pat. ist ein häufiger Copingmechanismus, um mit der eigenen Unsicherheit fertigzuwerden. Sie vermeiden, an die Möglichkeit eines tödlichen Reinfarkts d. Mannes zu denken. Frauen beklagen, dass ihre Männer zu wenig Informationen mit ihnen teilen. Vom Therapeuten erwarten sie stärkere Führung und mehr Struktur als die Patienten. Hohe Anzahl an Absenzen, geringe Gruppenkohärenz. Größte Änderung durch MI: Männer sind Mittelpunkt der Familie, kontrollieren sie. Pat. und Partnerinnen fanden Gruppe hilfreich und unterstützend. Follow-up: Kein Reinfarkt o. Spitalsaufnahme in Th.-u. Ko-Gruppe. Von den 4 Nichtteilnehmern hatte 1 Pat. einen Reinfarkt, 1 einen Insult. Keine Änderung d. physiol. Parameter.	
Dracup K, Meleis AI, Clark S, Clyburn A, Shields L, Staley M (1984) **Group counseling in cardiac rehabilitation: Effects on patient compliance.** Pat Education and Counseling 6;4:169-177	Multizentrische klinische Studie Ziel: 1) Evaluation der Wirkung einer Gruppenberatung von KHK-Pat. u. PartnerInnen auf die Pat.Compliance. 2) Überprüfung d. Wirkung einer verstärkten Einbeziehung des Partners auf d. Compliance. 58 Paare, 52 (90%) d. Pat. männl.; 20 Pat. Post Akut-MI, 30 ACBP-Pat.. 3 Gruppen: 1) 17 Paare, die ein Gruppenberatungsprogramm erhielten. 2) 22 Paare, von denen nur der Patient das Pro-	Studientyp: II-1a

	gramm durchlief 3) 19 Kontrollpaare ohne zus. Gruppenprogramm Intervention: 10-wöchiges Programm mit Gruppendiskussionen u. Entspannungstechnik, Sitzung 90 Min. Compliancekriterien: Rauchen, Blutdruck, Gewicht, Bewegung. Datenerhebung: Basis, 10 Wo, 6 Mo Ergebnisse: Beide Interventionsgrupppen hatten sign, niederen syst. RR, ger. Körperfett u. mehr Bewegung. Rauchen erwies sich als nicht nützliche outcome Variable. Gruppe 2 hatte gleich gute oder bessere Ergebnisse als Gruppe 1, d.h. eine Einbeziehung des Partners erbrachte keine zusätzlichen positiven Ergebnisse hinsichtlich Compliance. Die Ergebnisse unterstützen die Sicht von Compliance als abhängig von interaktionellen Prozessen. Die Studie unterstützt die Annahme, dass Angehörige sowohl unterstützenden als auch hemmenden Einfluss auf die Pat.-Compliance haben können. Die Pat.-Partnergruppe war v.a. fokussiert auf gefühlsbetonte Themen (Todesangst, Beeinträchtigungen, Sexualität), die besonders von den Partnerinnen angesprochen wurden. Die Patientengruppe war v.a. informations- u. konkurrenzorientiert (Diät, Medikation, Aktivität).	
Singer BA (1987) **The psychological impact of a myocardial infarction on the patient and family.** Psychother in Priv Praxis 5/3:53-63	Erfahrungsbericht über amb. Koronargruppen mit Partnern. Gruppenziel: Hilfe beim Coping mit den emotionalen Auswirkungen der Krankheit auf die ganze Familie. Setting: Offene wöchentliche Gruppe, 60 Min/Sitzung, männl. Therapeut (Psychologe), weibl. Ko-Therapeutin (Krankenschwester) Technik: Supportive Therapie. Aktivierung von Hoffnung, Erleben von Gemeinsamkeit, Information, Charakteristika: Verleugnung von Pat. u. Partner, Rationalisierung oft als "falscher Altruismus" (Vermeidung der psych. Belastung d. Partners), Hemmung spontaner Kommunikation, Fehlen eines gemeinsamen Erlebens und Teilens von Gefühlen. Gruppeneffekte: Familiäre Atmosphäre von Intimität,offene Kommunikation, social support	Studientyp: III
Eichhorn G, Eichhorn H, Anders G, Geissler W (1980)	Bericht über den Verlauf einer Gruppentherapie bei 5 Pat. nach MI (43-64a) und ihren Ehefrauen (41-62a).	Studientyp: III

Erfahrungen bei der Durchführung dynamisch orientierter Gruppengespräche bei Herzinfarktpatienten und ihren Ehepartnern. Z Ges Inn Med 35/15:611-615	Ziele: Aufdeckung von Fehlverhaltensweisen zugrunde liegenden Motivationen, Information. Befähigung zur Eigenbewältigung von Problemen im Berufs-, Familien- oder Freizeitbereich. Gruppendesign: ambulant, wöchentlich, Dauer 2 Jahre, insgesamt 30 Gruppentreffen. Männl. Therapeut, weibl. Ko-Therapeutin. Konzept: Fokalanalyse der Partnerbeziehungen, anfangs Vermittlung d. Autogenen Trainings Instrumente: Beschwerde-FB (BFB), Verhaltens-FB (VFB), 470-F-Test (Persönlichkeitsstruktur), Gießen-Test vor Beginn u. am Ende d. Gruppentherapie. Gruppenverlauf: Rasch Auftreten von Konkurrenzsituationen, Gruppenkohäsion ab 7. Sitzung. Ab 18. Stunde langsamer Beginn von vorsichtigen Reflexionen u. Analysen partnerschaftlicher Interaktionen, begleitet von schwerigen Widerstandsphänomenen (drop-out eines Paares nach d. 24. Stunde). Ergebnisse: Keine testpsychologischen Veränderungen bei den Ehefrauen. Bei den Männern sign. Senkung der Werte d. Hypochondrieskala, Hysterieskala u. Paranoiaskala	
Esser P, Franke K, Buchwalsky R (1989) **Psychologische Betreuung von Herzpatienten und ihren Abngehörigen in den prä- und postoperativen Phasen: Erfahrungen aus einem zweijährigen Modellversuch** Rehabilitation 28/1:1-9	Psychol. Betreuungsmodell herzoperierter Pat. u. Angehörigen. Schwerpunkte: 1)Kontaktaufnahme u. Einzelberatung direkt nach Indikationsstellung zur Op.. 2) Gruppengespräche zur Vorbereitung auf Op. Für Pat. u. Partner. 3) Gesprächs- u. Entspannungsgruppen für Pat. nach Op.. Nachbefragung von 48 ACBP-Op. Pat. (39m, 9f): 54% schätzen Stellenwert als hoch, 44% als mittel ein. Pos. Effekte: Erfahrungsaustausch in der Gruppe. Verständnisförderung für die eig. Krankheit, Beruhigung, bewusstere Lebensführung. 79% geben die Entspannungsübungen als "sehr gut" an.	Studientyp: III
Rombouts R, Kraaimaat F (1985) **Verhaltenstherapeutische Gruppenbehandlung herz-operierter Patienten und ihrer Partnerinnen.** In Langosch: Psychische Bewältigung der chronischen Herzkrankheit, Springer: Berlin Heidelberg New York Tokyo	Psychische Reaktionen der Partnerin: Verlustangst kann so groß sein, dass sie günstige Voraussetzungen für die klass. Konditionierung neg. Emotionen schafft. Tgl. Vielzahl an Kognitionen (sorgenvolle Gedanken) lösen intensive Emotionen aus, die wiederum innere Unruhe und Anspannung verursachen. Daher: Spannungsreduktion: Sorge um Wohl des Pat. als neues Lebensziel. Neg. Konsequenz: Befindensstörungen und Unzufriedenheit. Interaktion zw. Pat. und Partner: Rückkoppelungen für die Reaktionen des Pat. und d. Partners, die die urspr. Reaktionen wiederum verstärken.	Studientyp: III

1.: Interaktion: Gedanken und Ansichten des einen Partners können die des anderen verfestigen.
- Entkoppelung durch Rational-Emotive-Therapie
2.: Interaktionen zw. den Reaktionen des Pat. und des Partners
Das Verhalten des einen Partners besitzt für den anderen die Funktion eines Stimulus.
4.: Das Verhalten des einen Partners stellt eine positive od. negative Konsequenz für das Verhalten des anderen dar.
Therapeutisches Vorgehen:
1. Bewältigung der neg. Emotionen und Anspannungssymptome, die direkt od. indirekt mit der KHK zusammenhängen.
2. Bewältigung belastender Situationen
3. Umstellungen im Lebensstil, so dass dieser der, seit der Erkrankung veränderten Lebenssituation entspricht.
Diese drei Ziele werden auf 3 versch. Ebenen in Form von Lernzielen konkretisiert (indiv. Ebene, Paarebene, Gruppenebene).
Klarstrukturiertes, verhaltenstherapeutisches Behandlungsprogramm, wobei die eingesetzten Interventionen auf einer a-priori- Analyse des Problemlösungsverhaltens des Pat. und des Partners sowie einer Analyse möglicher Schwierigkeiten in der Interaktion der beiden, basieren.
15 Lernziele in 15 2-stündigen Sitzungen.

3.6. Bedeutung der Partnerschaft bei koronarkranken Frauen

Wir haben diesem Thema ein eigenes Kapitel gewidmet, um seine Bedeutung hervorzuheben und um zu verdeutlichen, dass die Ergebnisse, die für Partnerinnen koronarkranker Männer gefunden wurden, nicht auf die Partner-Situation von KHK-Frauen umlegbar sind, dass es beträchtliche geschlechtsspezifische Unterschiede der Partnerschaft Koronarkranker gibt.

Lange Zeit hat die Aufmerksamkeit der Forschung der Konstellation koronarkranker Mann – gesunde Frau gegolten, auch deshalb, weil die Inzidenz der KHK beim Mann 3-4-mal höher als bei der Frau vor der Menopause ist. Erst in den letzten Jahren hat im Zuge der Gender-Forschung ein Umdenken stattgefunden. Trotzdem ist die Literatur über die Partnerschaft von KHK-Frauen wesentlich spärlicher als für die umgekehte Situation. Eine Unterteilung in Subthemen erscheint daher nicht zielführend.

Wie wir wissen, gilt Social Support bei Männern als wichtiger protektiver Faktor in der Primär- und Sekundärprävention (s.a. Kapitel 3.1. und 3.2.). Trifft das für Frauen in gleicher Weise zu? *Chesney & Darbes* meinen dazu im Buch "Women, Stress & Heart Disease" (1998): *"It is important to view these results with caution because social support and CHD risk in women is complex. Marriage could be viewed as the very essence of social support. However, given women's multiple social roles, it is not clear that marriage confers the same health benefits on women as it does on men."*

Chandra et al. (1983; s.a. Kap. 3.2.1. Pos. Sekundärprävention) untersuchten in ihrer prospektiven Multicenterstudie den Einfluss des Ehestandes auf die Überlebensrate von 1401 PatientInnen nach akutem MI mit 10 Jahres-Follow-up bei 888 PatientInnen (M=645, F=243). Die Spitalmortalität von verheirateten Frauen lag bei 23,3% versus 37,4% bei unverheirateten. Auch nach 10 Jahren hatten verheiratete Frauen eine signifikant bessere Überlebensrate als unverheiratete.

Ähnlich fanden *Case et al.* (1992; s. Kapitel 3.2.2.) Alleineleben als geschlechtsunabhängigen Risikofaktor für neurliche kardiale Ereignisse nach Myokardinfarkt.

Bei 79 Frauen nach dem ersten Herzinfarkt und 90 Frauen nach einem chirurgischen Eingriff wurde die Beziehung von struktureller und funktionaler sozialer Unterstüzung bei Patientinnen mit Myokardinfarkten von *Collijn et al.* (1995) untersucht. Patientinnen mit Myokardinfarkt waren häufiger vital erschöpt und berichteten häufiger über geringere soziale Unterstützung. Nach Kontrolle von Alter, Bluthochduck, Diabetes, Menopause, Rauchen, Schmerz, und vitaler Erschöpfung, erbrachte die Multiregressionsanalyse, dass geringe soziale Unterstützung mit ansteigendem Risiko für einen Myokardinfarkt verbunden war. Die Resultate zeigten außerdem,dass niedriger Social Support mit vitaler Erschöpfung assoziiert war. Frauen mit nur wenigen Vertrauenspersonen hatten auch nach Kontrolle der übrigen Risikofaktoren ein erhöhtes Infarkt-Risiko.

In ihrem Review über Studien zum psychosozialen KHK-Risikoprofil von Frauen berichtet *Orth-Gomér* (1998) über die Stockholm Female Coronary Risk Study. Im Vergleich von 292 KHK-Frauen mit 292 gesunden Ko-Frauen hatten Frauen mit KHK signifikant mehr Kinder, hatten mehr Scheidungen hinter sich, gaben mehr Probleme mit Kindern an, aber vor allem häufiger Eheprobleme. Besonders die Trennungen verursachteten ihnen Stress und Belastungen. Da diese Frauen bereits koronarkrank waren, hätte natürlich die Möglichkeit bestanden, dass ihre Wahrnehmung der familiären Belastung durch das Wissen um die Herzkrankheit beeinflusst worden wäre. Es sei jedoch unwahrscheinlich, dass die KHK-Frauen bewusst ihren familiäre Problemen die Schuld an der Krankheit gegeben hätten. Wenn sie direkt danach gefragt wurden, gaben sie Vererbung und ungesunden Lebensstil (Rauchen, Bewegungsmangel) als Ursache an.

Low et al. (1993) führten eine Untersuchung über Zusammenhänge zwischen nicht-tödlichen KHK-Endpunkten und Kausalattributionen bei Frauen im Rahmen des Recurrent Coronary Prevention Project (RCPP) durch. 73 Post-MI-Frauen wurden hinsichtlich ihrer Kausalattributionen befragt und bezüglich nicht-tödlicher kardialer Ereignisse 8 ½ Jahre nachuntersucht. Hauptzuschreibungen waren: Stress (28.8%), Beschuldigung anderer (19.3%), Vererbung (13.7%), Unglück (12,3%) und persönliches Verhalten (9.6%). Die Hälfte der cardiac Events trat bei Frauen auf, die ihren Infarkt auf Eheprobleme oder das Verhalten des Ehemannes zurückführten (5 von insgesamt 10 cardiac Events). Zu den Ergebnissen stellen die Autoren die Überlegungen an, Schuldzuweisung an den Partner könnten das Gefühl, Opfer zu sein verstärken, vor allem, wenn sich die Frau ohnehin in einer "Ehefalle" gefangen fühlt. Diese Emotionen können mit erhöhtem Distress und Hoffnungslosigkeit einhergehen und so die Prognose verschlechtern. Schließlich wären Frauen, die jemandem anderen die Schuld für ihre Herzerkrankung geben, weniger bereit, Risikofaktoren zu reduzieren.

In einer Longitudinalstudie an 246 MI-PatientInnen (164 M, 82 F, Alter > 45 Jahre) fanden *Young & Kahana* (1993), dass Frauen weniger Unterstützung bei Essen und Haushaltsanforderungen erhalten als Männer, wenn beide einen Infarkt hatten. Die Einjahresmortalität der Frauen betrug 20%, die der Männer 12% (RR = 1,7). Nach Alterskorrektur blieb das Ergebis signifikant und verheiratete Frauen hatten ein 3-mal höheres Mortalitätsrisiko als verheiratete Männer.

Unter dem bezeichnenden Titel "Going it alone" veröffentlichte *Rankin* (1995) eine Studie an 41 Frauen zur Krankheitsadaptation nach MI. Die Ergebnisse zeigen, dass Frauen weiterhin Versorgungsaufgaben für ihre Männer haben. Sie geben doppelt so viel Bedürfnisse nach sozialer Unterstützung an als in der Literatur für Männer beschrieben.

Die schon im Kapitel 3.3.1.1. (Allgemeine Belastungen des Partners) besprochene Studie von *Rose et al.* (1996) erbrachte für die ersten 6 Monate eine geschlechtsunabhängige stärkere Belastung für den Partner als für den Patienten selbst. Die Aufteilung der Aktivitäten folgte den traditionellen Geschlechterrollen. Männliche Partner verstärkten die Hausarbeit in den Wochen kurz nach dem MI der Frau, jedoch arbeiteten die Frauen gleich viel wie ihre Männer. Frauen nach MI arbeiteten mehr im Haushalt und trugen auch größere Verantwortung dafür.

Schwierigkeiten, Verantwortung abgeben zu können, das Bedürfnis weiterhin unabhängig zu sein und ihr Leben wie bisher fortsetzen zu können, beschreiben männliche Partner als Reaktionen von Infarkt-Frauen (*Svedlund et al. 1999*). Auch bei diesen Paaren - ähnlich wie bei koronarkranken Männern - konnte ein Mangel an Kommunikation beobachtet werden.

Die emotionalen Reaktionen männlicher Partner auf den Herzinfarkt ihrer Frauen blieben bisher weitgehend unbeachtet. *Levin* (1991) erwähnt in ihrem populärwissenschaftlichen Buch die Hilflosigkeit und die mit der traditionellen männlichen Rolle verbundenen Schwierigkeiten, Gefühle auszudrücken und „weibliche" pflegerische und versorgende Aufgaben zu übernehmen.

Einen interessanten Befund erhob *Chandola* (1998). Die Klassifikation von Infarkt-Frauen nach dem Beruf des Mannes zeigte einen größeren Zusammenhang mit KHK, als die Einteilung nach dem eigenen Beruf der Frau.

Anders als für Männer sind Beziehungen für Frauen keine Garantie für soziale Unterstützung. Die Ehe scheint für Frauen auch eher einige nachteilige Folgen zu haben, als dass sie, wie bei Männern, ganz überwiegend eine Schutzfunktion gegen schädigende Einflüsse hat. ("Risikofaktor Ehemann", *Härtel & Löwel*, 1991). Ob dieses Phänomen durch die multiplen sozialen Rollen, die für Frauen mit der Ehe meist verbunden sind, erklärt werden kann, ist zurzeit noch in Diskussion.

Einige Studien befassen sich auch mit der Sexualität von Frauen nach Herzinfarkt.

Abramov (1976) publizierte eine kontrollierte Untersuchung zur Sexualität von 100 MI-Frauen (Alter 40-60 Jahre). Frigidität und sexuelle Unzufriedenheit wurde bei den KHK-Frauen in 65 %, bei den Ko-Patientinnen in 24 % gefunden. Als häufigste Begründung wurde eine vorzeitige Ejakulation des Mannes angegeben. KHK-Frauen hatten ein jüngeres Menopausenalter als die Ko-Gruppe. Zusammenhänge zwischen Frigidität, Diabetes, Hypertonie, Ehestand, gynäkologischem Befund und Infarktlokalisation bestanden nicht.

Papadopoulos et al. (1983) interviewten 130 MI-Patientinnen. 30 % der Frauen, die vorher sexuell aktiv waren, waren gegenüber diesem Thema beunruhigt. 51 % der Frauen und 44 % der Ehemänner äußerten Angst, ihre sexuelle Aktivität wieder aufzunehmen. 27 % der Frauen nahmen ihre sexuellen Aktivitäten nicht wieder auf; 27% hatten ein unverändertes Geschlechtsleben; bei 44% ging die sexuelle Aktivität zurück und 57 % berichteten über Herzbeschwerden während des Geschlechtsverkehrs.

Auch *Brezinka & Kittel* (1996) erwähnen in ihrem Review über psychosoziale Faktoren der KHK bei Frauen die sexuelle Situation nach MI. Sie kommen zu dem Schluss, dass die sexuelle Beeinträchtigung nach Infarkt für koronakranke Frauen und Männer gleich ist.

Zusammenfassung

Partnerschaft bei koronarkranken Frauen

Im Vergleich zur Fülle des Materials über die Partnerschaft koronarkranker Männer stehen wir mit unserem Wissen hier noch fast am Beginn. Große Studien sind infolge der Inzidenzunterschiede bedeutend leichter mit KHK-Männern als koronarkranken Frauen durchzuführen. Nicht nur deshalb wird das Thema "Frau und KHK" erst in den letzten Jahren gezielt beforscht. Erst im Zuge der Gender-Forschung ist ein Aufschwung des Interesses zu beobachten.

Auch bei den Untersuchungen zur Partnerschaft von KHK-Frauen gilt wieder die methodologische Kritik des Mangels an breiten prospektiven kontrollierten Studien. Die Ergebnisse sind weniger einheitlich wie bei der Partnerschaft von KHK-Männern.

Studien über die Bedeutung der Partnerschaft bei koronarkranken Frauen betreffen vor allem die Beeinflussung der Prognose nach einem Infarkt durch Social Support, die Aufteilung von Verpflichtungen im Haushalt und sexuelle Beeinträchtigungen. Es fällt auf, dass der Beziehungsaspekt in diesen Partnerschaftsuntersuchungen völlig ignoriert wird. Wir konnten auch keine Publikation zur Psychodynamik der Paarbeziehung koronarkranker Frauen finden

Soziale Unterstützung ist auch für Frauen ein bestimmender Faktor für die Prognose, aber Ehe bedeutet für sie, anders als für Männer, nicht per se Social Support, sondern kann auch zu Distress und koronargefährdenden Belastungen führen. Inwieweit hier multiple soziale Rollen beeinträchtigend wirken, steht zurzeit noch in Diskussion.

Im Unterschied zur Situation der Frau als Partnerin eines koronarkranken Mannes, die mit einer Übernahme von Verantwortung einhergeht, bleibt die Verantwortung für den Haushalt auch nach einem Infarkt in den Händen der koronarkranken Frau, und wird, wenn überhaupt, nur kurz vom männlichen Partner übernommen.

Sexuelle Störungen treten sowohl bei Männern als auch bei Frauen nach Herzinfarkt in vergleichbarer Weise auf, es gibt allerdings Hinweise, dass koronarkranke Frauen eher ihre Männer dafür verantwortlich machen.

3.6.2. Literaturüberblick zum Kapitel Partnerschaft bei koronarkranken Frauen

Autoren	Methodik/Ergebnisse	Kriterien
Chesney M, Darbes L (1998) **Social support and heart disease in Women: Implications for Intervention** In Orth-Gomér K, Chesney MA, Wenger NK (ed): Women, Stress and Heart Disease Lawrence Erlbaum Associates, Publishers, Mahwah, New Jersey, London	Review über Zusammenhänge zwischen Social Support, Depression und Krankheitsverhalten bei KHK-Frauen und Konsequenzen für psychosoziale Interventionen.	Studientyp: III Review
Chandra V, Szklo M, Goldberg R, Tonascia J (1983) **The impact of marital status on survival after an acute myocardial infarction: a population based study.** Am J Epidem 117/3:320-325	Prosp. Multicenterstudie zum Einfluss d. Ehestandes auf die Überlebensrate von 1401 Pat. nach akutem MI. 10a follow-up bei 888 Pat. (M=645, F=243) Spitalsmortalität bei verheirateten Männern 19,7%, bei unverh. 26,7% (P<0,05). Bei verh. u. unverh. Frauen 23,3% versus 37,4% (p<0,05). Auch nach 10 a hatten verh. Männer (p<0,0001) u. Frauen (p<0,025) eine bessere Überlebensrate als unverheiratete.	EBM: I s. a. Kap 3.2.1.
Case RB, Moss AJ, Case N, McDermott M, Eberly (1992) **Living alone after myocardial infarction - Impact on prognosis.** JAMA January 267/4:515-519{HS}	1234 männl. u. weibl. Post-MI-Pat. zw. 25 und 75 Jahrem wurden 4 Jahre nachverfolgt (Plazebogruppe) *Untersucht wurde, ob „Alleinleben" ein Prädiktor für erneute kardiale Ereignisse ist. (Endpunkt MI) Ergebnisse: *Alleinleben ist ein unabhängiger Risikofaktor für erneute Ereignisse nach Infarkt.(relatives Risiko 1,54; p < 0,03) *Die Rate der erneuten kardialen Ereignisse lag nach 6 Monaten bei den Patienten die allein lebten bei 15,8 und bei denen, die nicht alleine lebten bei 8,8% *das erhöhte Risiko blieb auch in der folgenden Zeit unverändert *Scheidung ist kein unabhängiger Risikofaktor *Alleinleben, aber nicht Scheidung ist ein unabhängiger Risikofaktor für neuerliche cardiac events. Diese Ergebnisse gelten für beide Geschlechter.	EBM I Prospektive Multicenter Studie; Teil einer doppelblindenrandomisierten Medikamenten Studie (Diltiazem Post-Infarction Trial) s.a. Kap. 3.2.2.
Collijn DH, Appels A, Hijhuis F (1995) **Psychosocial risk factors for cardiovascular disease in woman: The role of social support.**	Die Studie untersuchte die Verbindungen zwischen struktureller und funktionaler sozialer Unterstützung und Erst-MI bei Frauen. VG: 79 Frauen, die wegen Erst-MI hospitalisiert waren (Durchschnittsalter:59,3 Jahre, s=9,3) KG: 90 Frauen, die wegen eines Unfallereignisses hospitalisiert waren (Durchschnittsalter:57,4 Jahre;	Fall/ Kontrollstudie retrospektiv STUDIEN TYP II-2

International Journal of Behavioral Medicine 2/3:219-232{HS}	s=9,1) Studiendauer: Sept. 88-Juni 90 Instrumente: Fragebogen von Ros zur Erhebung der soz. Unt.; Maastricht-Questionnaire (MQ) zur Erhebung der vitalen Erschöpfung Ergebnisse: * Frauen mit MI berichteten über einen höheren Grad an vitaler Erschöpfung als die KG (p<0,4). * Erschöpfte Frauen erhielten weniger strukturelle (p<0,001) und funktionale (p<0,000) Unterstützung. * Nach Kontrolle bekannter Risikofaktoren und vitaler Erschöpfung zeigten multiple Regressionsanalysen, dass schwache strukturale Unterstützung mit einem erhöhten Risiko für MI verbunden war. * Die Autoren folgern, dass soziale Unterstützung mit vitaler Erschöpfung verbunden zu sein scheint. Darüberhinaus haben Frauen mit weniger Vertrauenspersonen (nach Kontrolle wohl bekannter Risikofaktoren) ein höheres Risiko für MI.	
Orth-Gomér K (1998) Psychosocial risk profile in Women with coronary heart disease In: Orth-Gomér K, Chesney MA, Wenger NK (ed): Women, Stress and Heart Disease Lawrence Erlbaum Associates, Publishers, Mahwah, New Jersey, London	Review über Studien zum psychosozialen Risikoprofil von KHK-Frauen. Partnerrelevante Studie: The Stockholm Female Coronary Risk Study. Vergleich von 292 KHK-Frauen mit 292 ges.Ko-Frauen. Ergebnisse: Frauen mit KHK hatten mehr Kinder (M=2,0 vs 1,8; p=0,10) hatten mehr Scheidungen hinter sich (M=0,6 vs 0,4;p<0,001), gaben mehr Probleme mit kindern an, aber vor allem häufiger Eheprobleme. Besonders die Trennungen verursachten ihnen Stress und Belastungen	Studientyp III Review Stockholm Female Coronary Risk Study Studientyp II-2
Low KG, Thoresen CE, Pattillo JR, Fleischmann N (1993) Causal attributions and coronary heart disease in women. Psychol Rep 73/2:627-636	Studie zu Zusammenhängen zwischen KHK-Endpunkten und Kausalattributionen bei Frauen. Teil des Recurrent Coronary Prevention Project (RCPP). 73 Post-MI- Frauen (M=53,7 a) wurden hinsichtlich ihrer Kausalattributionen befragt und bezüglich nicht-tödlicher kardialer Ereignisse 8 ½ Jahre nachuntersucht. Instrumente: Basaler card. Status, Nachuntersuchungen durch Hausarzt, bzw. Spitalsberichte, Peel-Index (Messung d. koronaren Risikos), Videotaped Sructured Interview (Kausalattributionen) Ergebnisse: * Eventrate 15,9% * Hauptzuschreibungen waren: Stress (28.8%), Beschuldigung anderer (19.3%), Vererbung (13.7%), Unglück (12,3%) und persönliches Verhalten (9.6%). * Frauen, die ihren MI auf Eheprobleme oder das Verhalten des Ehemannes zurückführten, hatten die höchste Rate an kardialen Ereignissen (5 von insgesamt 10 cardiac events. $\chi^2 = 5,50$, p = .0,2).	Studientyp: II-3 Recurrent Coronary Prevention Project (RCPP)

Young RF, Kahana E (1993) **Gender, recovery from late life heart attack and medical care.** Women & Health 20:11-31	Longitudinalstudie an 246 MI-Pat. (164 M, 82 F) > 45a Mediz. u. psychol. Untersuchung 6 Wo u. 1 a nach Hospitalphase (113M, 53 F) Instrumente: Multilevel Assessment Inventory (für Aktivitäten d. tägl. Lebens), Cardiac Symptomatology Index, Social Support Index *Frauen mit MI erhalten weniger Unterstützung bei häuslichen Tätigkeiten als Männer mit MI. *1 a nach MI war die weibl. Mortalität 20%, die männl. 12% (RR = 1,7). *Verheiratete Frauen haben 3x höheres Mortalitätsrisiko als Männer (alterskorrigiert)	Studientyp: II-1b
Rankin SH (1995) **Going it alone: Women managing recovery from acute myocardial infarction.** Family Comm Health 17/4:50-62	Studie an 41 Frauen zur Krankheitsadaptation nach MI. Untersuchungsdesign: Befragung vor Spitasentlassung, telef. o. brieflich 1 u. 6 Wo, 6 u. 12 Mo Post-MI. 75 Pat. eingeschlossen, 41 nach 6 Wo, Nach 1a ? Instrumente: Charlson Comorbidity Index, Duke Activity Status Index (DASI), Bagley Support Inventory (BSI) Ergebnisse: Frauen haben weiterhin Versorgungsaufgaben für ihre Männer. Sie geben doppelt so viel Bedürfnisse nach soz. Unterstützung an als in der Literatur für Männer beschrieben.	Studientyp: II-1b
Rose Gl, Suls J, Peter J, Lounsbury P (1996) **Comparison of adjustment, activity, and tangible social support in men and women patients and their spouses during the six month post-myocardial infarction.** Annals Behav Med 18/4:264-272	Longitudinalstudie zur Untersuchung von Geschlechtsunterschieden hinsichtlich Krankheitsanpassung u. Aktivitäten bei MI-Pat. und Partnern. 15 M u. 15 F Erst-MI-Pat. u. deren PartnerInnen Untersuchungszeitpunkte: 4, 10, 16 u. 22 Wo nach MI Instrumente: Hopkins Symptom Checklist (HSCL-25), Michigan Family Heart Questionnaire Ergebnisse: Pat. u. Partner waren durch Pat. psychisch belastet, Distress dauerte für Partner länger (geschlechtsunabhängig), erst nach 6 Mo wieder ähnliche Werte für Pat. u. Partner. Aufteilung der Aktivitäten folgen den traditionellen Geschlechterrollen. Männliche Partner verstärkten die Hausarbeit in den Wochen kurz nach dem MI der Frau, jedoch arbeiteten die Frauen gleich viel wie ihre Männer. Frauen nach MI tragen größere Verantwortung für den Haushalt und arbeiten mehr im Haushalt als Männer.	Studientyp: II-1b s.a. Kap. 3.3.1.1.
Svedlund M, Danielson E, Norberg A (1999) **Men's experiences during the acute phase of their partners' myocardial infarction.** Nurs Crit Care 4(2):74-80	Befragung von Männern, deren Frauen einen MI erlitten hatten. Ergebnisse: Störung d. Gleichgewichts im tgl. Leben, die Frauen würden ihre Gefühle zurückhalten und ignorieren, sie wollten so unabhängig und verantwortlich wie vorher sein. Störung in der Kommunikation.	Studientyp II-3
Levin R.F. (1991) **Herzkrank: In der Partnerschaft gesund**	Populärwissenschaftliches Buch einer Psychotherapeutin und Partnerin eines MI-Patienten über Erfahrungen mit Herzgruppen.	Studientyp: III

werden. Rowohlt, Reinbek bei Hamburg		
Chandola T (1998) **Social inequality in coronary heart disease: a comparison of occupational classifications** Soc Sci Med 47/4:525-533	Prospektive Longitudinalstudie an 9003 erwachsenen Frauen und Männern in England, um soziale Abweichungen (Berufsklassifikation) in der KHK-Erkrankungsrate (Tod an KHK; AP; Herzattacken im Untersuchungszeitraum) festzustellen. 7 Altersgruppen; Erhoben wurden: Gesundheitsverhalten und Berufsklassifikation <u>Instrumente</u>: British Registrar General´s Social Classification (RGSC); Cambridge-Skala <u>Stat.</u>: Logistische Regressionsanalysen <u>Ergebnisse</u>: * Die Cambridge-Skala zeigte die stärksten Beziehungen mit KHK-outcome. Teil der Güte dieser Skala bezieht sich auf die enge Assoziation mit KHK-bezogenem Gesundheitsverhalten. * Frauen, die nach dem Beruf des Mannes klassifiziert wurden, zeigten stärkere Beziehungen zum KHK-outcome, als wenn sie hinsichtlich ihrer eigenen Berufe klassifiziert wurden. * Die Arbeitsbelastung scheint hinsichtlich der beobachteten sozialen Unterschiede beim KHK-outcome –unwichtig zu sein. * Die Cambridge-Skala zeigt stärkere Muster linearer Zusammenhänge mit KHK-outcome als die RGSC und sollte in anderen Studien Berücksichtigung finden.	EBM: I
Härtel U, Löwel H (1991) **Familienstand und Überleben nach Herzinfarkt** - Ergebnisse des Augsburger Herzinfarktregisters. MMW	Monica- Projekt „Risikofaktor Ehemann"; Zusätzliche Belastung berufstätiger Frauen durch Rollenstereotypien des Mannes.	Studientyp: II-2
Abramov LA (1976) **Sexual life and sexual frigidity among women developing acute myocardial infarction.** Psychosom Med 38/6:4125-4128	Untersuchung zur Sexualität von 100 MI-Frauen (40-60a). Ko-Gruppe 100 Frauen, die wegen anderer Erkrankungen hospitalisiert waren. Frigidität u. sex. Unzufriedenheit wurde bei den KHK-Frauen in 65%, bei den Ko-Pat. in 24% gefunden (p<0,05). Häufigste Ursache war vorzeitige Ejakulation d. Mannes. KHK-Frauen hatten ein jüngeres Menopausenalter als die Ko-Gruppe. Zusammenhänge zw. Frigidität, Diabetes, Hypertonie, Ehestand, gynäkol. Befund und Infarktlokalisation bestanden nicht.	Studientyp: II-2
Papadopoulos C, Beaumont C, Shelley SI, Larrimore P (1983) **Myocardial infarction and sexual activity of the female patient.** Arch Intern Med 143/8:1528-1530	Untersucht wurde die sexuelle Aktivität weiblicher MI-Patienten. * 130 Patientinnen wurden nach ihrem MI interviewt. * Bei 30% der Frauen, die vorher sexuell aktiv waren, wuchs die Beunruhigung gegenüber diesem Thema. * 51% der Frauen und 44% der Ehemänner äußerten Angst, ihre sexuelle Aktivität wieder aufzunehmen.	Studientyp: II-3

	* 27% der Frauen nahmen ihre sex. Aktivität nicht wieder auf; 27% hatten eine unveränderte sex. Aktivität; Bei 44% ging die sex. Aktivität zurück. * Nur 45% der Gesamtgruppe-Patientinnen erhielten sex. Beratung vor der Spitalsentlassung; In nur 18% der Fälle konnte der Arzt relevantes Wissen vermitteln. * 57% berichteten über kard. Symptome während des Geschlechtsverkehrs. Concl.: MI hat neg. Auswirkungen auf die Sexualität der Patientinnen. Beratung beider Partner, mit spezif. Aufmerksamkeit auf die Bedürfnisse der Frauen.	
Brezinka V. Kittel F (1996) **Psychosocial factors of coronary heart disease in woman: A review.** Social Science & Medicine Vol 42/10:1351-1365	*Besonders Frauen, die aus der niedrigen sozialen Klasse kommen, niedrigen Ausbildungsstand haben, häufiger Rauchen, wenig körperliche Aktivitäten haben und viel Stress ausgesetzt waren, bekommen eher KHK. *Frauen neigen eher zur Postinfarktdepression und zu vemehrter psychosozialer Schwäche nach Myokardinfarkt als Männer. *Die sexuelle Beeinträchtigung nach Myokardinfarkt ist fürFrauen und Männer gleich. Frauen, die vor dem infarkt arbeiteten ziehen sich häufiger aus dem Berufsleben zurück als Männer.	Review Studientyp: III

4. Gesamtzusammenfassung

Wir haben uns mit der Bedeutung der Paarbeziehung für die Genese und den Verlauf der koronaren Herzerkrankung beschäftigt. Das zunächst sehr spezialisiert wirkende Thema hat sich als in viele Bereiche der psychosozialen Erforschung der KHK reichend erwiesen.

Den einzelnen Forschungsrichtungen und –ansätzen entsprechen unterschiedlichste Untersuchungsmethoden und –designs. Die Anwendung von EBM-Kriterien erschien uns daher nur für die ersten zwei Kapitel, in denen vor allem epidemiologische Studien zitiert werden, sinnvoll und durchführbar. Generalisierend muss der Mangel an systematischen, besonders prospektiven und kontrollierten Studien kritisiert werden.

Partnerschaft bzw. Leben ohne Partner haben einen Einfluss auf die Entstehung der KHK, auf den Verlauf und die Prognose der Krankheit. Nach Ausbruch der Erkrankung - d.h. in vielen Fällen und für einen Großteil der Forschung - nach Myokardinfarkt, betrifft die Krankheitsverarbeitung nicht nur den Patienten, sondern in besonderem Maße auch den Partner. Der (Ehe-) Partner wird massiv belastet und ist selbst krankheitsgefährdet (Frauen wahrscheinlich mehr als Männer). Bei näherer Betrachtung des partnerschaftlichen Beziehungsgefüges ergeben sich Charakteristika in der Paardynamik und der Rollenaufteilung als Folge und Bewältigungsversuche der bedrohlichen Krankheitssituation häufig verbunden mit Störungen des Sexuallebens. Die Hypothese einer pathologischen Partnerschaft als prädisponierender Faktor für die KHK bleibt vorläufig spekulativ.

Zunehmend werden die genannten Bereiche geschlechtsdifferenziert gesehen, erforscht und wesentliche Unterschiede in der Rolle der Partnerschaft für koronarkranke Frauen und Männer erkannt.

Die medizinische Versorgung koronarkranker PatientInnen hat die große Bedeutung der nahen Angehörigen noch nicht genügend zur Kenntnis genommen. Die Verunsicherung und dementsprechend der Informationsbedarf dieser Gruppe ist sehr groß, das Medizinsystem bietet aber kaum Beratungsmöglichkeiten. Eine systematische Einbeziehung der Partner in therapeutische Strategien findet nicht statt, ist aber durchführbar und nach dem heutigen Wissensstand zu fordern.

5. Gesamtliteraturverzeichnis

Abramov LA (1976) Sexual life and sexual frigidity among women developing acute myocardial infarction.
Psychosom Med 38/6:4125-4128

Adsett CA, Bruhn JG (1968) Short-term group psychotherapy for post-myocardial infarction patients and their wives.
Can Med Ass J 99/12:577-584

Arefjord K, Hallaraker E, Havik OE, Maeland JG (1998) Life after a myocardial infarction - the wives´point of view.
Psychol Rep 83/3 Pt 2:1203-1216

Badger TA (1990)
Men with cardiovascular disease and their spouses: coping, health, and marital adjustment.
Arch Psychiatr Nurs 4/5:319-324

Badura B, Kaufhold G, Lehmann H, Pfaff H, Richter R, Schott T, Waltz M (1988) Soziale Unterstützung und Krankheitsbewältigung - Neue Ergebnisse aus der Oldenburger Longitudinalstudie 4 ½ Jahre nach Erstinfarkt.
Psychother med Psychol 38:48-58

Beach EK, Maloney BH, Plocica AR, Weaver M, Luthringer L, Utz S (1992) The spouse: a factor in recovery after acute myocardial infarction.
Heart Lung 21/1:30-38

Bedsworth JA, Molen MT (1982) Psychological stress in spouses of patients with myocardial infarction.
Heart Lung 11/5:450-456

Billing E, Bar-on D, Rehnquist N (1997) Causal attribution by patients, their spouses and the physicians in relation to patient outcome after a first myocardial infarction: subjective and objective outcome.
Cardiology 88/4:367-372

Biskup J (1982) Die psychosoziale Situation von Koronarpatienten: Eine empirische Untersuchung zur Verarbeitung der koronaren Herzkrankheiten unter Berücksichtigung der Einflüsse eines Herzinfarktes und einer Bypass Operation.
Europäische Hochschulschriften, Reihe 6, Psychologie Bd.98, Verlag Peter Lang, Frankfurt am Main Bern

Biskup J, Bandelow G (1996) Fragebogen zur Wahrnehmung chronischer Krankheit bei Paaren. Wahrnehmungsmuster bei Koronarpatienten und deren Partnerinnen.
Zsch Psychosom Med 42:56-70

Bloch A, Maeder J, Haisey J (1975) Sexual problems after myocardial infarction.
Am Heart J 90: 536

Bosma H, Appels A, Sturmans F, Grabauskas V, Gostautas A (1995) Educational level of spouses and risk of mortality: The WHO Kaunas-Rotterdam Intervention Study (KRIS).
Int J Epidemiol 24:119-126

Bradford RJ (1981) Relationship among marital adjustment, chest pain, and anxiety in myocardial infarction patients.
Acta Med Scand Suppl 644:46-48

Brecht ML, Dracup K, Moser DK, Riegel B (1994) The relationship of marital quality and psychological adjustment to heart disease.
J Cardiovasc Nurs 9/1:74-85

Brezinka V. Kittel F (1996) Psychosocial factors of coronary heart disease in woman: A review.
Social Science & Medicine Vol 42/10:1351-1365

British family heart study (1994) it's design and method, and prevalence of cardiovascular risk factors. Family heart study group.
Br J Gen Pract 44/379:62-70

Bunzel B, Grundböck A, Schubert MT (1992) Krankheitsverleugnung und ihr Einfluss auf die Paarbeziehung nach Herztransplantation.
Prax Psychother Psychosom 37:36-47

Burke RJ, Weir T, Duwors RE (1979) Type A behavior of administrators and wifes: Report of marital satisfaction and well-being.
J Appl Psychol 64/1:57-65

Carmelli D, Swan GE, Rosenman RH (1985) The relationship between wives´social and psychological status and their husbands´coronary heart disease.
American Journal of Epidemiology 122:90-100

Carter RE (1984) Family reactions and reorganization patterns in myocardial infarction.
Fam Systems Med 2/1:55-65

Case RB, Moss AJ, Case N, McDermott M, Eberly (1992) Living alone after myocardial infarction - Impact on prognosis.
JAMA January 267/4:515-519{HS}

Chandola T (1998) Social inequality in coronary heart disease: a comparison of occupational classifications
Soc Sci Med 47/4:525-533

Chandra V, Szklo M, Goldberg R, Tonascia J (1983) The impact of marital status on survival after an acute myocardial infarction: a population based study.
Am J Epidem 117/3:320-325

Christie D, Logan R, Lake J, Dutch J (1988) Patient and spouse responses to education early after myocardial infarction.
J Psychosom Res 32/3:321-325

Clement U, Pfafflin F (1980) Changes in personality scores among couples subsequent to sex therapy.
Arch Sex Behav 9/3:235-245

Cohen JA (1986) Sexual counseling of the patient following myocardial infarction (continuing education credit).
Crit Care Nurs 6/6:18-19,22-29

Collijn DH, Appels A, Hijhuis F (1995) Psychosocial risk factors for cardiovascular disease in woman: The role of social support.
International Journal of Behavioral Medicine 2/3:219-232{HS}

Condon J (1988) The assesment of Type A behavior pattern from a spouse-reported approach.
Psychol Med 18:747-755

Condrau G, Gassmann M (1989) Das verletzte Herz.
Psyche & Soma, Kreuz Verlag, Zürich

Coyne JC, Smith DA (1991) Couples coping with a myocardial infarction: a contextual perspective on wives´ distress.
J Pers Soc Psychol 61/3:404-412

Coyne JC, Smith DA (1994) Couples coping with a myocardial infarction: a contextual perspective on patient self-efficacy.
J Fam Psychol 8/1:43-54

Croog Fitzgerald (1978) Subjective stress and serios illness of a spouse: Wives of heart patients.
J Health Behav 19:166-178

Croog SH, Koslowsky M, Levine S (1976) Personality self-perceptions of male heart patients and their wives: issues of congruence and „Coronary personality".
Percept Mot Skills 43/3 pt1:927-937

Croog SH, Richards NP (1977) Health beliefs and smoking patterns in heart patients and their wives: a longitudinal study.
Am J Public Health 67/19:921-930

Daly J, Jackson D, Davidson PM, Wade V, Chin C, Brimelow V (1998) The experience of female spouses of survivors af acute myocardial infarction: a pilot study of Lebanese-born women in south-western Sydney, Australia.
J Adv Nurs 28/6:1199-1206

Delon M (1996) The patient in the CCU waiting room: in-hospital treatment of the cardiac spouse.
In: Allen R, Scheidt S: Heart & Mind. Am Psychol Ass. 421-432

Derogatis LR, King KM (1981) The coital coronary: A reassessment of the concept.
Arch Sex Behav 10/4:325-335

Dhabuwala CB, Kumar A, Pierce JM (1986) Myocardial infarction and ist influence on male sexual function.
Arch Sex Behav 15/6:499-504

Doherty ES, Power PW (1990) Identifying the needs of coronary patient wife-caregivers: implications for social workers.
Health Soc Work 15/4:291-299

Drory Y, Kravetz S, Florian V, Weingarten M (1998) Sexual activity after first myocardial infarction in middle-aged men: Demographic, psychological and medical predictors.
Cardiology 90/3:207-211

Eaker ED, Haynes SG, Feinleib M (1983) Spouse behavior and coronary heart disease in men: Prospective results from the Framingham Heart Study II. Modification of risk in Type A husbands according to the social and psychological status of their wives.
Am J Epidemiol 118/1:23-41

Ebbesen LS, Guyatt GH, Mc Cartney N, Oldridge NB (1990) Measuring quality of life in cardiac spouses.
J Clin Epidemiol 43/5:481-487

Egger J (1982) Sex function disorders after myocardial infarct. Diagnosis, counseling and therapy.
Fortschr Med 100/10:421-428

Eichhorn G, Eichhorn H, Anders G, Geissler W (1980) Erfahrungen bei der Durchführung dynamisch orientierter Gruppengespräche bei Herzinfarktpatienten und ihren Ehepartnern.
Z Ges Inn Med 35/15:611-615

Esser P, Franke K, Buchwalsky R (1989) Psychological management of heart patients and their relatives in the pre- and postoperative phases: experiences from a 2 year model trial.
Rehabilitation 28/1:1-9

Frankish CJ, Linden W (1996) Spouse-pair risk factors and cardiovascular reactivity.
Journal of Psychosomatic Research 40/1:37-51

Freidl W, Egger J, Schratter J (1992) Gesundheitspsychologische Behandlung und soziale Unterstützung in der Herzinfarkt-Rehabilitation.
Prax Psychother Psychosom 37:157-163

Froelicher ES, Kee LL, Newton KM, Linskog B, Livingston M (1994) Return to work, sexual activity, and other activities after myocardial infarction.
Heart Lung 23/5:423-435

Gallant G (1990) Phenomenology of stress in myocardial infarction patients and their spouses: nursing perspective.
Can J Cardiovasc Nurs 1/5:8-14

Gliksman MD, Lazarus R, Wilson A, Leeder SR (1995) Social support, marital status and living arrangement correlates of cardiovascular disease risk factors in the elderly.
Soc Sci Med 40/6:811-814.

Gupta MC, Singh MM, Gurnani KC, Pandey DN (1990) Psychopathology od felayed resumption of sexual activity after myocardial infarction.
J Assoc Physicians India 38/8:545-548

Härtel U, Löwel H, (1991) Familienstand und Überleben nach Herzinfarkt - Ergebnisse des Augsburger Herzinfarktregisters.
MMW 133;464-468

Halhuber C (1979) Partner problems after myocardial infarct. The psychosomatic situation of the wives of infarct patients.
Fortschr Med 97/43:1949-1950

Halhuber C (1985) Die Einbeziehung des Partners in die umfassende Behandlung des Infarktkranken.
In Langosch W (Hrsg): Psychische Bewältigung der chronischen Herzerkrankung, Springer, Berlin Heidelberg

Haynes SG, Eaker ED, Feinleib M (1983) Spouse behavior and coronary heart disease in men: Prospective results from the Framingham Heart Study I. Concordance of risk factors and the relationship of psychosocial status to coronary incidence.
Am J Epidemiol 118/1:1-22

Helgeson VS (1991) The effects of masculinity and social support on recovery from myocardial infarction.
Psychosom Med 53/6:621-633

Helgeson VS (1993) Implications of agency and communion for patient and spouse adjustment to a first coronary event.
J Pers Soc Psychol 64/5:807-816

Hentinen M (1983) Need for instruction and support of the wives of patients with myocardial infarction.
J Adv Nurs 8:519-524

Hilbert GA (1985) Spouse support and myocardial infarction patient compliance.
Nurs Res 34/4:217-20

Hilbert GA (1993) Family satisfaction and affect of men and their wives after myocardial infarction.
Heart Lung 22/3:200-205

Hilbert GA (1994) Cardiac patients and spouses: family functioning and emotions.
Clin Nurs Res 3/3:243-252

Invernizzi G, Bressi C, Bertrando P, Passerini A, Giannelli A, Clerici M, Biglioli P, Cazzullo CL (1991) Emotional profiles of families with a heart-operated patient: a pilot study.
Psychother Psychosom 55:1-8

Johnston BL, Cantwell JD, Watt EW, Fletcher GF (1978) Sexual activity in exercising patients after myocardial infarction and revascularization.
Heart Lung 7/6:1026-1031

Johnston M, Foulkes J, Johnston DW, Pollard B, Gudmundsdottir H (1999) Impact on patients and partners of inpatient and extended cardiac counseling and rehabilitation: a controlled trial.
Psychosomatic Medicine 61:225-233

Jones C (1992) Sexual activity after myocardial infarction.
Nurs Stand 6/48:25-28

Jones DA, West RR (1996) Psychological rehabilitation after myocardial infarction: multicentre randomised controlled trial.
BMJ 313:1517-1521

Jordan J (1991) Zum Erleben und zur psychischen Bewältigung medizinischer Technologie am Beispiel der percutanen transluminalen Angioplastie.
VAS, Frankfurt Main

ten Kate LP, Boman H, Daiger SP, Motulsky AG (1984) Increased frequency of coronary heart disease in relatives of wives of myocardial infarct survivors: assortative mating for lifestyle and risk factors?
Am J Cardiol 53/4:399-403

Kavanagh T, Shephard RJ (1977) Sexual activity after myocardial infarction.
Can Med Assoc 116/11:1250-1253

Keeling AW (1988) Health promotion in coronary care and step-down units: focus on the family-linking research to practice.
Heart Lung 17/1:28-34

Keeling AW, Dennison PD (1995) Nurse-initiated telephone follow-up after myocardial infarction: a pilot study.
Heart Lung 24/1:45-49

Kline NW, Warren BA (1983) The relationship between husband and wife perceptions of the prescribed health regimen and level of function in the marital couple post-myocardial infarction.
Fam Practice Res J 2/4:271-80

Kneip RC, Delamater AM, Ismond T, Milford C, Salvia L, Schwartz D (1993) Self- and spouse ratings of anger and hostility as predictors of coronary heart disease.
Health Psychol 12/4:301-307

Knutsen SF, Knutsen R (1990) Wives of coronary high-risk-men--are they also at higher risk? the Tromso Heart Study.
J Intern Med 228/4:333-337

Leske JS (1986) Needs of relatives of critically ill patients: a follow-up.
Heart & Lung 15:189-193

Levin RF (1993) Caring for cardiac spouse.
Am J Nurs 93/11:50-53

Lindegard B, Langman MJS (1985) Marital state, alcohol consumption, and liability to myocardial infarction, stroke, diabetes mellitus, or hypertension in men from Gothenburg
Br Med J (Clin Res Ed) 1985:291(6508):1529-1533.

Low KG, Thoresen CE, Pattillo JR, Fleischmann N (1993) Causal attributions and coronary heart disease in women.
Psychol Rep 73/2:627-636

Lundberg U (1998) Work and Stress in Woman.
In: Woman, Stress and Heart Disease. Lawrence Erlbaum Associates, Publishers London

Lynch J (1979) Das gebrochene Herz. Rowohlt

Maas G (1981) Die psychosoziale Lage des Herzinfarkt-Frührentners.
Dissertation, Universität Hamburg

Malcolm JA, Dobson AJ (1989) Marriage is associated with a lower risk of ischemic heart disease in men.
Med J Aust 151/4:185-188

Mann S, Yates JE, Raftery EB (1981) The effects of myocardial infarction on sexual activity.
J Cardiac Rehabil 1:187-193

Marsden C, Dracup K (1991) Different perspectives: the effect of heart disease on patients and spouses.
AACN Clin Issues Care Nurs 2/2:285-292

Marsland CP, Logan RL (1984) Coronary care and rehabilitation: patient and spouse responses.
N Z Med J 27/97/758:406-408

Mayou R, Williamson B, Foster A (1976) Attitudes and advice after myocardial infarction.
Br Med J 16/1:1577-1579

Mayou R, Foster A, Williamson B (1978) Psychosocial adjustment in patients one year after myocardial infarction.
J Psychosom Res 22:447-453

Mayou R, Foster A, Williamson B (1978) The psychological and social effects of myocardial infarction on wives.
Br Med J 18/16114:699-701

Mayou R (1979) The course and determinants of reactions to myocardial infarction.
Br J Psychiatry 134:588-594

Mayou R (1984) Prediction of emotional and social outcome after a heart attack.
J Psychosom Res 28/1:17-25

McLane M, Krop H, Mehta J (1980) Psychosexual adjustment and counselling after myocardial infarction.
Ann Int Med 92/4:514-519

Medalie JH, Goldbourt U (1976) Angina pectoris among 10.000 men.
Am J Med 60:910-921

Meddin J, Brelje M (1983) Unexpected positive effects of myocardial infarction on couples.
Health Soc Work 8/2:143-146

Mendes de Leon CF, Appels AWPM, Otten FWJ, Schouten EGW (1992)
Risk of mortality and coronary heart disease by marital status in middle-aged men in the Netherlands.
Int J Epidemiol 21/3:460-464

Miller PJ. Wikoff R (1989) Spouses´psychosocial problems, resources, and marital functioning postmyocardial infarction.
Prog Cardiovasc Nurs 4/2:71-76

Miller PM, Surtees PG (1993) Partners in adversity. II. Measurement and description of stressfull event sequences (complexes).
Eur Arch Psychiatry Clin Neurosci 242/4:233-239

Miller PM, Surtees PG (1995) Partners in adversity. V. Support. Personality and coping behaviour at the time of crisis.
Eur Arch Psychiatry Clin Neurosci 245/6:245-254

Mitchel ME (1982) Sexual counseling in cardiac rehabilitation.
J Rehabil 48:15-18

Mitteregger G, Baumann U, Pichler M, Teske W (1990) Validity of potential support - a pilot study of myocardial infarction patients.
Z Klin Psychol Psychopathol Psychother 38/2:123-134

Moser DK, Dracup KA, Marsden C (1993) Needs of recovering cardiac patients and their spouses: compared views.
Int J Nurs Stud 30/2:105-114

Mrazek J (1983) Die subjektive Wahrnehmung des Herzinfarkts und die Angst des Infarktkranken.
In: Langosch W.: Psychische Bewältigung der koronaren Herzerkrankung. Springer

Newens A, Bond S, Mc Coll E (1995) The experience of women during their parners´hospital stay after MI.
Nurs Stand 10/6:27-29

Ngen CC, Quek DK, Ong SB (1991) Sexual morbidity after myocardial infarction.
Med J Malaysia 46/1:35-40

Nyamathi AM (1987) The coping responses of female spouses of patients with myocardial infarction.
Heart Lung 16/1:86-92

Nyamathi AM (1990) Assessing the coping status of spouses of critically ill cardiac patients: a theoretically based approach.
J Cardiovasc Nurs 5/1:1-12

Nyamathi A, Jacobi A, Constancia P, Ruvevich S (1992) Coping and adjustment of spouses of critically ill patients with cardiac disease.
Heart Lung 21/2:160-166

Papadopoulos C, , Larrimore P (1983) Myocardial infarction and sexual activity of the female patient.
Arch Intern Med 143/8:1528-1530

Papadopoulos C, Larrimore P, Cardin P, Shelley SI (1980) Sexual concerns and needs of the postcoronary patient´s wife.
Arch Intern Med 140/1:38-41

Papadopoulos C, Beaumont C, Shelley SI (1983) Myocardial infarction and sexual activity of the female patient.
Arch Intern Med 143/8:1528-1530

Papadopoulos C, Shelley SI, Piccolo M, Beaumont C, Barnett L (1986) Sexual activity after coronary bypass surgery.
Chest 90/5:681-685

Parkes CM, Benjamin B, Fitzgerald RG (1969) A broken heart.
Br Med J 1:740-743.

Rankin (1992) Psychosocial adjustments of coronary artery disease patients and their spouses: nursing implications.
Nurs Clin North Am 27/1:271-284

Rankin SH (1995) Going it alone: Women managing recovery from acute myocardial infarction. Family Comm Health 17/4:50-62

Rankin E, Lynn A, Miller NH, Myers D, Taylor C (1997) Marital status and outcome in patients with coronary heart disease.
J Clin Psychol in Med Settings 4/4:417-435

Rodriguez C (1980) Objektbeziehungen. In: E. Moersch et al.: Zur Psychopathologie von Herzinfarkt-Patienten
Psyche 34/6:536-543

Rombouts R, Kraaimaat F (1985) Verhaltenstherapeutische Gruppenbehandlung herzoperierter Patienten und ihrer Partnerinnen.
In Langosch W (Hrsg) Psychische Bewältigung der chronischen Herzkrankheit, Springer: Berlin Heidelberg New York Tokyo

Rosal MC, Downing J, Littmann AB, Ahern DK (1994) Sexual functioning post-myocardial infarction: effects of beta-blockers, psychological status and safety information.
J Psychosom Res 38/7:655-667

Rose Gl, Suls J, Peter J, Lounsbury P (1996) Comparison of adjustment, activity, and tangible social support in men and women patients and their spouses during the six month post-myocardial infarction.
Annals Behav Med 18/4:264-272

Rosen RC, Kostis JB (1985) Biobehavioral sequellae associated with adrenergic-inhibiting antihypertensive agents: a critical review.
Health Psychol 4/6:579-604

Rosengren A, Wedel H, Wilhelmsen L (1989) Marital status and mortality in middle-aged Swedish men.
Am J Epidemiol 129/1:54-64

Rudolf G, Eich W (1999) Die Entwicklung wissenschaftlich begründeter Leitlinien.
Arbeitspapier des Deutschen Kollegiums für Psychosomatische Medizin

Rudy EB (1980) Patients´and spouses´causal explanations of a myocardial infarction.
Nurs Res 29/6:352-356

Sackett DL, Anderson GD, Milner R, Feinleib M, Kannel WB (1975) Concordance for coronary risk factors among spouses.
Circulation 52:589-595

Schott T (1987) Ehepartnerinnen von Herzinfarktpatienten: Ein Exkurs.
In: Badura B. et al.: Leben mit dem Herzinfarkt. Eine sozialepidemiologische Studie, Springer Berlin Heidelberg, 158-178

Schwartz-Kraft B (1993) Bedeutung der Paarbeziehung von Koronarpatienten für Entstehung und Verlauf der Krankheit.
VAS, Frankfurt

Sexton M, Bross D, Hebel JR, Schumann BC, Gerace TA, Lasser N, Wright N (1987) Risk-factor changes in wives with husbands at high risk of coronary heart disease (CHD): the spin-off effect.
J Behav Med 10/3:251-261

Shanfield SB (1990) Myocardial infarction and patients´wives.
Psychosomatics 31/2:138-145

Singer BA (1987) The psychological impact of a myocardial infarction on the patient and family.
Psychother in Priv Praxis 5/3:53-63

Sjogren K, Fugl-Meyer AR (1983) Some factors influencing quality of sexual life after myocardial infarction.
Int Rehabil Med 5/4:197-201

Skelton M, Dominion J (1973) Psychological stress in wives of patients with myocardial infarction.
Br Med J 2:101-103

Steinke EE, Patterson-Midgley P (1996) Sexual counseling following acute myocardial infarction.
Clin Nurs Res 5/4:462-472

Steinke EE, Patterson-Midgley P (1996) Sexual counseling of MI-patients: nurses´comfort, responsibility, and practice.
Dimens Crit Care Nurs 15/4:216-223

Steinke EE, Patterson-Midgley P (1998) Importance and timing of sexual counseling after myocardial infarction.
J Cardiopulm Rehabil 18/6:401-407

Steinke EE, Patterson-Midgley P (1998) Perspective of nurses and patients on the need for sexual counseling of MI-patients.
Rehab Nurs 23/2:64-70

Stilwell SB (1984) Importance of visiting needs as perceived by family members of patients in the intensive care unit.
Heart & Lung 13:238-242

Strogatz DS, Siscovich DS, Weiss NS, Rennert G (1988) Wife´s level of education and husbands risk of primary cardiac arrest.
Am J Public Health 78/11:1491-1493

Suarez L, Barrett-Connor E (1984) Is an educated wife hazardous to your health?
Am J Epidemiol 119/ 2:244-249

Suls J, Green P, Rose G, Lounsbury P, Gordon E (1997) Hiding worries from one´s spouse: associations between coping via protective buffering and distress in male post-myocardial infarction patients and their wives.
J Behav Med 20/4:333-349

Surtees PG, Miller PM (1993) Partners in adversity. I. Study design and context.
Eur Arch Psychiatry Clin Neurosci 242/4:224-232

Surtees PG, Miller PM (1994) Partners in adversity. III. Mood status after the event.
Eur Arch Psychiatry Clin Neurosci 243/6:311-318

Surtees PG, Miller PM (1994) Partners in adversity. IV. Coping and mood.
Eur Arch Psychiatry Clin Neurosci 243/4-5:319-327

Swan GE, Carmelli D, Rosenman RH (1986) Spouse-pair similarity on the California psychological inventory with reference to husbands´coronary heart disease.
Psychosomatic Medicine 48/3/4:172-186

Tardif GS (1989) Sexual sctivity after a myocardial infarction.
Arch Phys Med Rehabil 70/10:763-766

Terry DJ (1992) Stress, coping and coping resources as correlates of adaptation in myocardial infarction patients.
Br J Clin Psychol 31/2:215-225

Theobald K (1997) The experience of spouses whose partners have suffered a myocardial infarction: a phenomenological study.
J Adv Nurs 26/3:595-601

Thompson DR (1980) Sexual activity following myocardial infarction in the male.
Nurs Times 6/76/45:1965-1967

Thompson DR, Cordle CJ (1988) Support of wives of myocardial infarction patients.
J Adv Nurs 13/2:223-228

Thompson DR (1989) A randomized controlled trial of in-hospital nursing support for first time myocardial infarction patients and their partners: effects on anxiety and depression.
J Adv Nurs 14/4:291-297

Thompson DR, Meddis R (1990) Wive´s responses to counselling early after myocardial infarction.
J Psychosom Res 34/3:249-258

Thompson DR, Meddis R (1990) In-hospital counselling for first-time myocardial infarction patients and spouses: effects on satisfaction.
J Adv Nurs 15/9:1064-1069

Thompson DR, Ersser SJ, Webster RA (1995) The experience of patients and their partners 1 month after a heart attack.
J Adv Nurs 22/4:707-714

Titscher G, Göbel-Bohrn U, Schöppl C (unveröff.) Partnerschaft und koronare Herzkrankheit - Die Frau des Koronarkranken.

Titscher G, Göbel-Bohrn U, Schöppl C (unveröff.) Partnerschaft und Sexualität bei Koronarkranken.

Trijsburg RW, Erdmann RA, Duivenvoorden HJ, Thiel JH, Verhage F (1987) Denial and overcompensation in male patients with myocardial infarction. An explorative study of the measurement of defense mechanisms by interpersonal comparison.
Psychother Psychosom 47/1:22-28

Turton J (1998) Importance of information following myocardial infarction: a study of the self-perceived information needs of patients and their spouse/partner compared with the perceptions of nursing staff.
J Adv Nurs 27/4:770-778

Van Elderen-Van Kemenade T, Maes S, van den Broek Y (1994) Effects of a health education programme with telephone follow-up during cardiac regabilitation.
Br J Clin Psychol 33/Pt 3:367-378

Wabrek AJ, Burchell RC (1980) Male sexual dysfunction associated with coronary heart disease.
Arch Sex Behav 9:69-75

Waltz M (1986)Marital context and post-infarction quality of life: is it social support or something more?
Soc Sci Med 22/8:791-805

Waltz M (1987) Bedeutung der Familie bei der Infarktbewältigung In: Badura B, Kaufhold G, Lehmann H, Pfaff H, Schott T, Waltz M: Leben mit dem Herzinfarkt. Eine sozialepidemiologische Studie
Springer Berlin Heidelberg, 126-157

Waltz M, Badura B, Pfaff H, Schott T (1988) Marriage and the psychological consequences of a heart attack: a longitudinal study of adaptation to chronic illness after 3 years.
Soc Sci Med 27/2:149-158

Warring EM (1983) Marriages of patients with psychosomatic illness.
Gen Hosp Psychiatry 5:49-53

Weizman R, Eldar M, Hod H, Eshkol A, Rabinowitz B, Tyano S, Neufeld HN (1991) Effects of uncomplicated acute myocardial infarction on biochemical parameters of stress and sexual function.
Psychosomatics 32/3:275-279

Wiklund I, Sanne H, Elmfeldt D, Vedin A, Wilhelmson C (1984) Emotional reaction, health preoccupation and sexual activity two months after a myocardial infarction.
Scand J Rehabil Med 16/2:47-56

Williams RB, Barefoot JC, Califf RM, Haney TL, Saunders WB, Pryor DB, Hlatky MA, Siegler IC, Mark DB (1992) Prognostic importance of social and economic resources among medically treated patients with angiographically documented coronary artery disease.
JAMA 267/4:520-524

Wood DA, Roberts TL, Campbell M (1997) Women married to men with myocardial infarction are at increased risk of coronary heart disease.
J Cardiovasc Risk 4/1:7-11

Yates BC (1995) The relationship among social support and short- and long-term recovery outcomes in men with coronary heart disease.
Res Nurs Health 18/3:193-203

Yeh MI, Gift AG, Soeken KL (1994) Coping in spouses of patients with acute myocardial infarction in Taiwan.
Heart Lung 23/2:106-111

Young RF, Kahana E (1993) Gender, recovery from late life heart attack and medical care.
Women & Health 20:11-31

Ziegeler G (1985) Bewältigung der koronaren Herzkrankheit in Abhängigkeit von Muster und Dynamik der Ehepartnerbeziehung.
In: Langosch W (Hrsg) Psychische Bewältigung der chronischen Herzerkrankung, Springer, Berlin Heidelberg

Liste der Expertisen der Statuskonferenz Psychokardiologie

Im Rahmen der Statuskonferenz Psychokardiologie werden derzeit folgende Expertisen erarbeitet. Alle fertiggestellten Arbeiten werden in der vorliegenden Buchreihe erscheinen

Modellvorstellungen zur Entstehung der KHK: Psychosomatische und somatopsychische Zusammenhänge.
Prof. Dr. Zeiher

Risikoindikator Bluthochdruck (psychologisch relevante Einflussfaktoren des Bluthochdrucks; Auswirkungen des Bluthochdrucks auf psychische Vorgänge; Interventionen zum Bluthochdruck und deren Evaluation).
PD Dr. Dr. Kollenbaum, Prof. Dr. Langewitz, Dr. Schächinger

Der medizinsoziologische Beitrag zur Ätiologie der KHK (Belastung, Beruf, soziale Schicht).
Prof. Dr. Siegrist & Dr. Dipl. Psych. Rugulies

Psychosoziale Interventionen zur Beeinflussung des Risikofaktors Fehlernährung (Cholesterinwerte): Darstellung der Maßnahmen und Stand der Evaluation.
NN

Das Typ-A Verhaltensmuster und Hostility als eigenständiger psychosozialer Risikofaktor der koronaren Herzkrankheit.
Prof. Dr. Myrtek

Frauen und KHK. Geschlechtsrollenspezifische ätiologische Faktoren (Krankheitsverhalten, spezifische Interventionen etc.).
Prof. Dr. Weidemann

Psychosoziale Interventionen zur Beeinflussung des Risikofaktors Rauchen – Darstellung der Maßnahmen und Stand der Evaluation.
Prof. Dr. Dr. Bengel & Dr. Barth

Angst und Depression in Diagnostik und Verlauf der KHK und Interventionen zu ihrer Behandlung.
PD Dr. Herrmann & Dr. U. Buss

Das Konzept der vitalen Erschöpfung, Angst und Depression, Hilf- und Hoffnungslosigkeit vor Ausbruch der KHK
PD Dr. Ladwig

Spezifische psychologische Interventionen zur KHK (Streßbewältigung, Entspannungsverfahren, Ornish-Gruppen).
Prof. Dr. Langosch & Dr. Budde

Psychodynamische Beiträge zu Entstehung, Verlauf und Psychotherapie bei KHK.
Dr. Bardé & PD Dr. Jordan

Erfassung der gesundheitsbezogenen Lebensqualität bei Herz-Kreislauf-Erkrankungen.
Dr. M. Rose

Die Bedeutung der Paarbeziehung für Genese und Verlauf der KHK. Interventionen zu deren Beeinflussung (Sexualität, Kommunikation, sozialer Rückhalt, Risikoverhalten).
Dr. Titscher & C. Schöppl

Psychodiagnostische Standards in der Diagnose, Behandlung und Rehabilitation der KHK.
Prof. Dr. Rüddel

Psychologische Aspekte der Herztransplantation
PD Dr. Jordan & Herr Gensch

Psychologische Forschungen zur kardiochirurgischen Versorgung: Bypass- und Klappenoperation
Dr. Köllner & Dr. Rittger

Psychologische Aspekte der Angiographie und Koronardilatation
PD Dr. Jordan & Frau Lazanovski

Die Rehabilitation der KHK aus der Sicht der Gesundheitswissenschaft.
Dr. G. Grande & Prof. Dr. Badura,

Psychologische Aspekte bei implantiertem Defibrilator
PD Dr. Herrmann & PD Dr. Bergmann

Das Konzept der vagalen Depression in seiner Relevanz für die Psychosomatik der KHK
Dr. Knut Sroka

Psychologische Forschungen zur Akutphase des Herzinfarkts
Prof. Dr. Klapp

Syndrom X
Dr. Laederach-Hofmann

Zur Bedeutung von Ärger und Ärgerausdruck in der Entstehung der KHK
Frau Dr. Hank & Prof. Dr. Schwenkmezger

Psychosoziale Interventionen zur Beeinflussung des Risikofaktors Bewegungsmangel – Darstellung der Maßnahmen und Stand der Evaluation.
Prof. Dr. Bös & Prof Dr. Schlicht

Psychologische Aspekte angeborener Vitien
Prof. Dr. Klapp & Dr. Köhler

Die Krankheitsverabeitung als Prädiktor für Rehaverlauf und Krankheitsverlauf der KHK.
Prof. Dr. Muthny

Psychosomatik / Sozialmedizin / Psychologie

Kongreß- und Jubiläumsbände

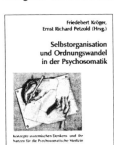

Friedebert Kröger, Ernst Richard Petzold (Hrsg.)
Selbstorganisation und Ordnungswandel in der Psychosomatik
Konzepte systemischen Denkens und ihr Nutzen für die Psychosomatische Medizin
ISBN 3-88864-286-8 • 1999 • 660 Seiten • DM 78,80

49. Jahrestagung des DKPM – Deutsches Kollegium für Psychosomatische Medizin

Die Dynamik der Ordnungsbildung und des Ordnungswandels ist eines der großen Themen, die heute im Zentrum interdisziplinärer Forschung stehen. Die innerlich verwandten Konzepte der Selbstorganisation und der nichtlinearen Dynamik komplexer Systeme tragen auch zu einem vertieften Verständnis psychischer und sozialer Prozesse bei. Dieses Wissenschaftsprogramm reicht von der Quantenphysik über die Forschung zur Gestaltbildung im menschlichen Denken hin zum individuellen und kollektiven Handeln in Zeitrhythmen.
Das vorliegende Buch enthält ausgewählte Vorträge der 49. Arbeitstagung des Deutschen Kollegiums für Psychosomatische Medizin. Die Beiträge von H.P. Dürr, L. Nefiodow, F. Mentzos und G. Schiepek spannen den Boden der Thematik auf, deren Differenzierung und Vertiefung in den Kapiteln zur Synergetik und zur kognitiven Selbstregulation geleistet wird. Darüber hinaus geben die Beiträge einen Einblick in die aktuelle wissenschaftliche Diskussion der psychosomatischen Medizin, so reflektieren sie u.a. den Stand der Forschung in der Psychotraumatologie, die Entwicklung kooperativer Versorgungsstrukturen und nehmen Stellung zu Fragen der Ethik in der Medizin.

F. Lamprecht, R. Johnen (Hrsg.)
Salutogenese
Ein neues Konzept in der
Psychosomatik?
3., überarbeitete Auflage
ISBN 3-88864-064-4 • 1997 • 266 Seiten
40 DM

W. Senf, G. Heuft (Hrsg.)
Gesellschaftliche Umbrüche
– individuelle Antworten
ISBN 3-88864-074-1 • 1995 • 355 Seiten
40 DM

Hans Willenberg (Hrsg.)
Handeln – Ausdrucksform psychosoma-
tischer Krankheit und Faktor der
Therapie
ISBN 3-88864-200-0 • 1997 • 215 Seiten
39 DM

M. Franz, W. Tress (Hrsg.)
Psychosomatische Medizin –
Ankunft in der Praxis
ISBN 3-88864-230-2 • 1997 • 240 Seiten
35 DM

H.-Ch. Deter, H.H. Studt (Hrsg.)
Psychotherapeutische Medizin und ihr
Kontext
Gesundheitspolitische, historische und
fachübergreifende Aspekte eines neuen
ärztlichen Gebietes
ISBN 3-88864-244-2 • 1997 • 140 Seiten
35 DM

Norbert Schmacke (Hrsg.)
Gesundheit und Demokratie
Von der Utopie der sozialen Medizin
ISBN 3-88864-273-6 • 1999 • 360 Seiten
45 DM

Verlag für Akademische Schriften
Kurfürstenstraße 18 • 60486 Frankfurt a.M.
Telefon (069) 779366 • Fax (069) 7073967
e-mail: info@vas-verlag.de • Internet: www.vas-verlag.de

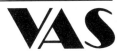

Reihe Psychosoziale Aspekte in der Medizin

Hrsg.: PD Dr. Jochen Jordan und Prof. Dr. Hans-Ulrich Deppe

– Psychosomatik

Jochen Jordan
Zum Erleben und zur psychischen Bewältigung medizinischer Technologie am Beispiel der percutanen transluminalen Coronarangioplastie
ISBN 3-88864-026-1 • 222 Seiten • 69,90 DM • 1991 • 30 DM

Bibiane Schwartz-Kraft
Bedeutung der Paarbeziehung von Koronarpatienten für Entstehung und Verlauf der Krankheit
Vorwort: Dr. Carola Halhuber
ISBN 3-88864-043-1 • 135 Seiten • 30 DM • 1992 • 12 DM

Christoph Schmeling-Kludas
Psychosomatik im Allgemeinen Krankenhaus
Belastungsspektrum, Bewältigung und Therapiemöglichkeiten bei internistischen Patienten
Vorwort: Prof. Dr. Dr. Uwe Koch
ISBN 3-88864-088-1 • 240 Seiten • 1995 • 40 DM

Günther Bergmann
Lebensalter und Koronare Herzerkrankung
Die Bedeutung psychologischer Faktoren für die klinische Erstmanifestation
Vorwort: Prof. Dr. P. Hahn
ISBN 3-88864-095-4 • 220 Seiten • 1996 • 38 DM

Christoph Schmeling-Kludas, Hans L. Wedler:
Integrierte Psychosomatische Medizin in der internistischen Abteilung eines Allgemeinen Krankenhauses
Entwicklung, erreichte Versorgungsqualität und Evaluation
ISBN 3-88864-243-4 • 105 Seiten • 26 DM • 1997

Wilfried Laubach
Intensivmedizinisches Handeln aus institutioneller und individueller Sicht
ISBN 3-88864-256-6 • 1998 • 295 Seiten • 39 DM

Jörn von Wietersheim
Die Wirksamkeit von Psychotherapie aus der Sicht von Morbus Crohn-Patienten
Ergebnisse einer multizentrischen Studie
ISBN 3-88864-283-3 • 1999 • 140 Seiten • 28 DM

Henning Schauenburg
Bindungstheoretische und interpersonelle Aspekte kurzer psychotherapeutischer Intenventionen
Eine empirische Untersuchung an Studierenden
ISBN 3-88864-291-4 • 2000 • 240 Seiten • 36 DM

Peter Scheib
Wechselspiel körperlicher, psychologischer, sozialer Variablen im Verlauf psychotherapeutischer Behandlung bei Morbus Crohn
Eine empirische Untersuchung zur Komplexität des psychosomatischen Krankheitsprozesses
ISBN 3-88864-292-2 • 2000 • 400 Seiten • 55 DM

Björn Schilter
Therapie des chronischen subjektiven Tinnitus
Metaanalyse zu medikamentösen und psychologischen Therapien
ISBN 3-88864-293-0 • 2000
Forma DIN A 4 • 305 Seiten • 49,80 DM

Verlag für Akademische Schriften
Kurfürstenstraße 18 • 60486 Frankfurt a.M.
Telefon (069) 779366 • Fax (069) 7073967
e-mail: info@vas-verlag.de • Internet: www.vas-verlag.de

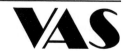

„Brücken ..." Schriften zur Interdisziplinarität

Hrsg.: PD Dr. Günther Bergmann

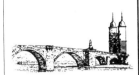

Brücken...

Schriften zur Interdisziplinarität

Hrsg.: Günther Bergmann

Band 1:
W. Herzog, G. Bergmann, D. Munz,
W. Vandereycken (Hrsg.):
Anorexia und Bulimia nervosa – Ergebnisse und
Perspektiven in Forschung und Therapie
ISDN 3-88864-212-4 • 131 Seiten • 1996 • 32 DM

Band 2:
W. Kämmerer (Hrsg.):
**Körpersymptom und Psychotherapie – zum Umgang mit dem
Symptom: Theorie und Klinik psychoanalytischer Psychosomatik
und Fokaltherapie** (2. erweiterte Auflage)
ISBN 3-88864-228-0 • 1999 • 270 Seiten • 38 DM

Band 3:
G. Bergmann, Chr. Hennch, A. Werner (Hrsg.):
**Formen der Supervision – Supervisionskonzepte und Praxis
im Klinikkontext**
ISBN 3-88864-227-2 • 1998 • 145 Seiten • 35 DM

Band 4.
A. Bauer, W. Eich, R. Haux, W. Herzog,
J.C. Rüegg, J. Windeler (Hrsg.):
**Wissenschaftlichkeit in der Medizin
Physiologie und Psychosomatik: Versuche einer Annäherung**
ISBN 3-88864-249-3 • 1998 • 152 Seiten • 35 DM

Band 5:
W. Eich, J. Windeler, A.W. Bauer,
R. Haux, W. Herzog, J.C. Rüegg (Hrsg.):
**Wissenschaftlichkeit in der Medizin
Von der klinischen Erfahrung zur Evidence-Based Medicine**
ISBN 3-88864-266-3 • 1999 • 238 Seiten • 36 DM

Verlag für Akademische Schriften
Kurfürstenstraße 18 • 60486 Frankfurt a.M.
Telefon (069)779366 • Fax (069)7073967
e-mail: info@vas-verlag.de • Internet: www.vas-verlag.de

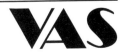

Veröffentlichungen zur Psycholinguistik bei VAS

Reihe Klinische Psycholinguistik

Herausgeber: Prof. Dr. Gerd Overbeck

Amelie Jüttemann-Lembke
Subjektive Krankheitsvorstellungen neurotisch Depressiver in psychotherapeutischen Erstinterviews
Vorwort: Prof. Dr. Jörg Frommer
ISBN 3-88864-235-3 • 1997 • 160 Seiten • 35 DM

Erhard Mergenthaler
Emotions/Abstraktions-Muster in Verbatimprotokollen
Ein Beitrag zur computergestützten lexikalischen Beschreibung d. psychotherapeutischen Prozesses
Vorwort: Prof. Dr. Horst Kächele
ISBN 3-88864-237-X • 1997 • 75 Seiten • 25 DM

Britta Stitz, Christian Walter
Zur formalen Textanalyse von Verbatimprotokollen eßgestörter Patientinnen
Eine vergleichende Untersuchung
Vorwort: Prof. Dr. Gerd Overbeck
ISBN 3-88864-260-4 • 1998 • 235 Seiten • 38 DM

Res Wepfer
Schweigen in der Psychotherapie
Zum Umgang der Psychoanalyse mit d. Widerspenstigen
Vorwort: Prof. Dr. Brigitte Boothe
ISBN 3-88864-262-0 • 1998 • 190 Seiten • 36 DM

Matthias Michal
Zur Validierung der Formalen Textanalyse als Instrument der Psychotherapieprozeßforschung
Eine vergleichende Studie anhand der Gottschalk-Gleser-Sprachinhaltsanalyse, der ZBKT-Methode und des Affektiven Diktionärs Ulm
Vorwort: Prof. Dr. Gerd Overbeck
ISBN 3-88864-263-9 • 1998 • 180 Seiten • 36 DM

Hanna Kaerger
Ein multiaxiales Kategoriensystem (MAK) zur Evaluation einer Balint-Gruppe – Eine kommunikationsanalytische Studie ärztlichen Gesprächsverhaltens
Vorwort: K. Köhle
ISBN 3-88864-272-8 • 1999 • 246 Seiten • 40 DM

Verlag für Akademische Schriften
Kurfürstenstraße 18 • 60486 Frankfurt a.M.
Telefon (069) 77 93 66 • Fax (069) 7 07 39 67
e-mail: info@vas-verlag.de • Internet: www.vas-verlag.de

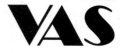